Dr Robert BOURGEOIS

Élève à l'École du Service de Santé Militaire

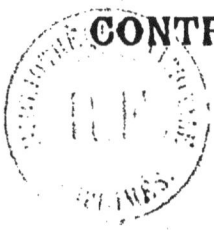

CONTRIBUTION A L'ÉTUDE

DES

Réactions Encéphalo-Méningées Aseptiques

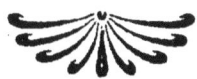

TOULOUSE

CH. DIRION, LIBRAIRE-ÉDITEUR

22, rue de Metz et rue des Marchands, 33

1913

Dr Robert BOURGEOIS

Élève à l'École du Service de Santé Militaire

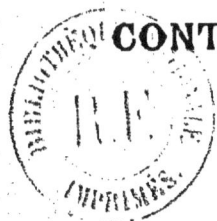

CONTRIBUTION A L'ÉTUDE

DES

Réactions Encéphalo-Méningées Aseptiques

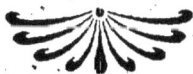

TOULOUSE

CH. DIRION, LIBRAIRE-ÉDITEUR

22, rue de Metz et rue des Marchands, 33

—

1913

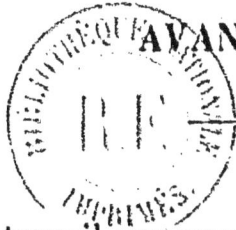

AVANT-PROPOS

Le travail que nous avons entrepris est un essai de mise au point d'une question qui, quoique connue depuis déjà longtemps, ne semble pas encore complètement élucidée. Nous avons l'intention d'exposer les idées nouvelles qui s'y rapportent. Ces faits étaient autrefois connus sous le nom d'Etats méningés, et c'est par ce terme qu'on les désigne encore très souvent aujourd'hui. La nouvelle dénomination que nous avons adoptée, a été tout récemment proposée par MM. R. Voisin et Laignel-Lavastine, et c'est parce qu'elle semble mieux définir la question qui nous occupe que nous l'avons substituée à celle d'Etats méningés.

Notre travail comportera plusieurs points.

1° L'Historique de la question ;

2° L'Etude du liquide céphalo-rachidien au cours des réactions encéphalo-méningées ;

3° L'Etiologie et les observations ;

4° La Symptomatologie ;

5° L'Anatomie pathologique ;

6° La Pathogénie ;

7° L'Evolution et le pronostic ;

8° Le Diagnostic ;

9° Le Traitement.

Nous regrettons que le manque de pièces anatomiques ne nous ait pas permis d'étudier plus à fond la question de l'anatomie pathologique et de vérifier les idées toutes récentes relatives aux lésions des cellules pyramidales.

Mais avant de commencer notre étude, nous tenons à remercier M. le professeur Lesieur qui nous a toujours reçu avec bienveillance dans son laboratoire, et nous a aidé de ses conseils.

Nous voulons enfin remercier nos maîtres militaires et en particulier M. le médecin-major de 1re classe, Marotte, pour tout l'intérêt qu'il nous a toujours porté.

Définition et Historique

Il arrive assez fréquemment qu'au cours des maladies infectieuses, des intoxications, des traumatismes, des affections nerveuses et quelquefois aussi sans cause décelable, on voit apparaître un syndrome, tout à fait semblable à une méningite vraie, mais qui en diffère cependant à la fois par sa bénignité et par les caractères du liquide céphalo-rachidien. Ces faits sont connus depuis assez longtemps déjà, mais leur étude n'a été définitivement fixée que depuis que l'on pratique la ponction lombaire. On peut donc diviser l'étude de ces complications en deux étapes :

1° Avant Quincke ;

2° Depuis Quincke.

1° *Avant Quincke.* — Tout le monde était d'accord pour dire que la méningite avait une issue fatale ; aussi quelques praticiens ayant observé certaines méningites qu'ils avaient étiqueté tuberculeuses, furent-ils très étonnés de les voir évoluer vers la guérison. *Guersent* le premier, en 1827, signale le cas de jeunes enfants, qui, au cours d'une pneumonie ou d'un état gastrique grave, présentèrent un syndrome méningé dont ils guérirent. Certains de ces malades étant morts quelques temps après de l'infection primitive, Guersent ne retrouva à l'autopsie aucune lésion de méninges ni de l'encéphale.

En 1841, *Forget et Gubler* présentent des observations de typhoïde, dont le début se fit par des symptômes méningés tels que la raideur de la nuque, faits bien connus de nos jours et auxquels *MM. Collet et Lesieur* ont donné le nom de *Méningotyphus*.

Chomel en 1856, en présente d'autres cas et *Bouchut* (1866) crée le terme de *pseudo-méningite* : « La guérison est une raison et la meilleure de croire qu'il n'y a là qu'une pseudo-méningite ; la différence entre la vraie et la fausse méningite est une question de degré ; la congestion de la méninge est le point de départ des accidents dans l'un et l'autre cas ; mais dans la fausse méningite, la congestion s'arrête et cesse de troubler les fonctions de l'encéphale ; dans la méningite vraie, à la congestion s'ajoute l'épanchement ventriculaire et la suppuration des méninges.» En 1875, *Hugues* vit que ces symptômes méningés, surtout lorsqu'ils étaient précoces, ne s'accompagnaient pas de lésions graves des méninges. Les recherches de Ducbeck, Lereboullet et d'Homolle en France, celles de Wunderlich, Bernhardt, Curschmann en Allemagne, aboutirent au même résultat. Puis vinrent les observations de Belfanti, Hutinel, Auscher, Bergé, Claisse, etc... Hutinel eut même l'idée d'attribuer le syndrome à l'action des toxines microbiennes sur les centres nerveux.

Mais le terme de *Pseudo-méningite* n'était pas admis par tous les auteurs. *Potain* disait même : « Ce qu'il y a de faux dans ces méningites c'est l'interprétation ». Aussi en 1894, au Congrès de Lyon, *Dupré* proposa un terme nouveau, et leur donna le nom de *méningisme*. « Le *méningisme* est la souffrance des zones méningo-corticales, indépendante de toute altération pathologique ; il est par rapport à la méningite, ce qu'est le péritonisme par rapport à la péritonite vraie... La guérison est l'élément tardif, indiscutable, du diagnostic. » Un peu plus tard, *Legendre* proposa de réserver le nom de *méningisme* aux troubles nerveux simulant la méningite et relevant de l'hystérie ; il donne celui de *Syndrome méningé des fièvres* à ceux qui surviennent chez des malades ne présentant pas de stigmates de cette névrose.

2° *Depuis Quincke*, l'examen du liquide céphalo-rachidien obtenu par ponction lombaire, a permis de mieux étudier les réactions méningées. *Quincke* décrivit une forme de méningite curable caractérisée par de l'hypertension et l'aspect clair du liquide : c'est là ce qu'il a appelé la *méningite séreuse*, terme encore employé en Allemagne. *Concetti*, en 1900, prétendit qu'elle était d'origine toxique, sans microbes, et toujours bénigne. On se contentait alors d'un examen très superficiel du liquide céphalo-rachidien, examinant seulement son degré de tension, sa coloration et son aspect ; en un mot ses caractères phyysiques.

Mais avec MM. *Widal, Sicard et Ravaut*, commence une étude très approfondie de ce liquide au point de vue cytologique et chimique. M. Widal décrivit les méningites puriformes aseptiques et montra que les toxines seules pouvaient produire du pus dans les méninges. Ce fut lui qui proposa le terme d'*Etats méningés* pour étiqueter ce « syndrome anatomo-chimique constitué cliniquement par un appareil fébrile et des symptômes d'irritation des méninges » avec caractères spéciaux du liquide céphalo-rachidien et sans lésions des méninges. Ce terme fut adopté par tous les praticiens français jusqu'à ces derniers temps.

En effet, dernièrement, en mars 1913, MM. *Roger Voisin et Laignel-Lavastine*, ayant constaté à l'autopsie de quelques-uns de ces malades des lésions minimes des méninges et surtout des altérations des grandes cellules pyramidales de l'écorce cérébrale, ont proposé l'expression de *Réactions Encéphalo-méningées*. Celle-ci a sur toutes les autres l'avantage d'indiquer à la fois le rôle de l'encéphale et celui des méninges dans la production du syndrome que nous allons maintenant étudier.

Nous définirons donc les *Réactions encéphalo-méningées* : un syndrome constitué par l'irritation de l'axe nerveux et de ses enveloppes, se produisant au cours d'états très variables (maladies infectieuses, intoxications, traumatismes, etc.) ne s'accompagnant pas de grosses lésions des méninges et des centres, et dont la caractéristique essentielle est la bénignité.

Mais, étant donné l'importance de l'examen du liquide céphalo-rachidien pour poser le diagnostic de *Réaction encéphalo-méningée*, nous avons cru utile de débuter ce travail par une étude approfondie de ce liquide et des modifications qu'il peut présenter au cours de ces atteintes légères de l'axe nerveux.

Le Liquide céphalo-rachidien au cours des Réactions encéphalo-méningées

Pour poser le diagnostic de *réaction encéphalo-méningée* il faut examiner le liquide céphalo-rachidien au quadruple point de vue physique, chimique, cytologique et bactériologique. Nous allons dans ce chapitre étudier les diverses modifications qu'il peut présenter.

Nous n'insisterons pas sur le manuel opératoire de la ponction lombaire. On place le malade dans le décubitus latéral, le tronc bien fléchi en avant. On trace ensuite une ligne réunissant le bord supérieur des crêtes iliaques (ligne bicrête iliaque de Tuffier) ; après asepsie du champ opératoire, on ponctionne sur cette ligne avec un trocart stérile, à un centimètre en dehors de la ligne médiane et on enfonce le trocart de 4 à 6 centimètres. Cette ponction est le plus souvent inoffensive ; cependant on a observé quelques cas de mort subite et quelques accidents peu graves comme des vomissements par exemple.

Le liquide une fois obtenu est centrifugé pendant un quart d'heure environ ; le culot est recueilli avec une pipette, étalé sur des lames et coloré soit avec une solution de cristal violet, soit à l'hématéine éosine, soit au bleu de méthylène. On examine les lames au microscope avec la cellule de Nageotte, afin de numérer les éléments. Quant aux recherches bactériologiques nous en parlerons plus bas.

Il existe un grand nombre de formes de *réactions encéphalo-méningées*. Dans les unes, on trouve un liquide céphalo-rachidien absolument normal mais hypertendu à un degré variable ; d'autres, présentent une composition chimique anormale (albumine, sucre, etc.). D'autres enfin comportent des réactions cellulaires plus ou moins intenses soit lymphocytaires, insuffisantes pour troubler la limpidité du liquide, soit polynucléaire avec aspect puriforme, ces derniers constituant ce que M. Widal a appelé les *liquides puriformes aseptiques*. Nous diviserons donc cette étude en :

1° Liquide normal avec hypertension plus ou moins marquée ;

2° Liquide à propriétés physiques ou chimiques anormales ;

3° Liquides avec lymphocytes ;

4° Liquides puriformes aseptiques ;

5° Formes de transition ;

6° Liquides microbiens sans réaction microscopique clinique.

1° *Liquide normal avec hypertension plus ou moins marquée.* — C'est ce que MM. Caussade et Logre appellent la *forme exsudative pure.* On remarque un liquide clair, transparent, eau de ro-

che. L'hypertension est plus ou moins intense, dans
les cas ordinaires on retire 10 centimètres cubes ;
dans les cas de forte hypertension, on peut en reti-
rer facilement 30, et le liquide peut gicler jusqu'à
40 centimètres. Mais on n'y trouve jamais d'éléments blancs et de microbes. Il n'y a pas de modifications au point de vue chimique. Cette hypertension est une manifestation de l'irritation méningée, que l'on voit apparaître à l'occasion d'une
infection ou d'une intoxication. C'est à cette forme que Quincke donna le nom de *méningite séreuse*, à tort d'ailleurs, car il s'agit bien là de ce que
M. Widal a appelé *Etat méningé*.

2° *Liquide présentant des modifications au
point de vue physique et chimique.* — Le liquide
peut être de couleur variable, le plus souvent il est
blanc ou blanchâtre, quelquefois jaunâtre, parfois
même franchement rouge. Sa densité peut varier
ainsi que son point de congélation. La quantité d'albumine peut être considérablement augmentée, de même que le sucre et les autres princi-
pes minéraux. M. Mestrezat, dans sa thèse nous donne une analyse très complète du liquide céphalo-
rachidien au cours d'*Etats méningés* ; les modifications chimiques que l'on observe peuvent exister
seules, soit associées à d'autres modifications telles
que la lymphocytose ou polynucléose. Nous repro-
sons ci-dessous une analyse de liquide céphalo-rachidien au cours d'une *réaction encéphalo-méningée*.

	PREMIÈRE PONCTION	SECONDE PONCTION
Tension....	hypertension	gouttes rapide
Couleur	très légère xanthochromie	pas de coloration
Réaction ...	légèrement alcaline	légèrement alcaline
Δ..........	0°,56	0°,58
Albumine ..	0 gr. 09 par litre	0 gr. 14 par litre
Fibrine.....	pas	pas
Sucre......	0 gr. 21	0 gr. 64
NaCl.......	7 gr. 21	7 gr. 52
Extrait sec à 100°......	10 gr. 30	10 gr. 75
Cendres....	8 gr. 35	
Alcalinité des cendres	1 gr. 22	

Étudiant ensuite la composition chimique du liquide céphalo-rachidien dans les complications méningées de diverses infections. M. Mestrezat a signalé des caractères particuliers à chacune d'elles. Dans les réactions méningées se produisant au cours de la fièvre typhoïde on trouve un abaissement du taux du sucre demeurant soit normal soit un peu au-dessous du chiffre physiologique ; l'albumine est quelquefois augmentée. La formule serait identique dans les états méningés survenant au cours de fièvre de Malte, sauf toutefois pour le sucre qui serait augmenté. Dans la rougeole on observerait une grosse hyperalbuminose. Dans la pneumonie, la quantité de sucre est très augmentée ; il y a aussi une légère hyperalbuminose et un abaissement du taux des chlorures. Enfin, dans les intoxications on trouve ordinairement une quantité normale d'albumine ; le sucre est plus ou moins augmenté ; quant aux chlorures, ils sont soit nor-

maux, soit abaissés ; cela dépend du degré de congestion des centres.

Ces modifications chimiques existent dans pres-
tes les *réactions encéphalo-méningées*. La recherche des divers éléments est assez facile ; seul le do-
sage doit être confié à un spécialiste. On voit, par
ce qui précède, de quel secours peut être leur connaissance, pour poser le diagnostic.

*Liquide céphalo-rachidien avec lymphocy-
tose.* — Dans ces cas nous trouvons un liquide
clair, limpide, donnant par centrifugation un culot qui, examiné au microscope, nous montre une
quantité plus ou moins abondante de lymphocytes.
D'après Dufour, le liquide céphalo-rachidien
normal contient environ 2 ou 3 lymphocytes par
millimètre cube ; la numération avec la cellule de
Nageotte est inutile, alors que dans certaines réactions encéphalo-méningées, les lymphocytes sont
parfois si abondants, qu'il est très difficile de les
compter, même avec la cellule de Nageotte.

4° *Liquide puriforme aseptique de Widal.* —
On observe parfois dans les réactions encéphalo-
méningées, un liquide louche, présentant l'aspect
de pus septique, tantôt jaunâtre, tantôt blanchâtre. A un examen superficiel, on serait porté à conclure à la présence de microbes ; mais les recherches faites dans le but de prouver sa septicité,
montrent qu'il est absolument stérile. Mais, en plus
de ces recherches quelquefois très longues, et dont
nous parlerons tout à l'heure, M. Widal a indiqué

un moyen beaucoup plus rapide et tout aussi sûr
pour prouver qu'il est stérile, moyen qui consiste
dans l'examen des polynucléaires : ceux-ci, dans les
liquides puriformes aseptiques, sont absolument,
intacts, et conservent la pureté de leur contour et
l'intégrité de leur noyau.

Pour les examiner on fixe à l'alcool éther et on
colore à l'hématéine éosine ; mais il faut avoir soin
au préalable de bien assécher le culot de centrifugation, car si on omettait cette manœuvre, il y aurait dans la préparation une certaine quantité de
sérosité, qui, se colorant elle aussi par l'hématéine
éosine, voilerait le contour des polynucléaires.
Il faut en plus bien étaler le culot, de façon à bien
isoler les éléments, et laisser sécher à l'air car le
séchage à la chaleur aurait l'inconvénient d'altérer
le protoplasma des polynucléaires. Grâce à ces précautions, les granulations neutrophiles persistent
dans les épanchements puriformes aseptiques, et
il est facile de les mettre en évidence par les colorants habituels.

D'après M. Widal, les éléments qui permettent
d'affirmer l'intégrité des polynucléaires sont « la
délicatesse du noyau, l'homogénéité du protoplasma qui est finement granuleux, et la netteté de son
contour qui reste nettement arrondi, non déchi-
queté et comme taillé à l'emporte-pièce ». C'est là
une constatation simple et rapide à faire. Enfin,
si les préparations ont été faites avec soin, les polynucléaires conservent leur intégrité pendant plusieurs jours. Au moment où l'épanchement com-

mence à décroître, apparaissent quelques modifications ; certains polynucléaires se vacuolisent, le contour du protoplasma restant toujours net et arrondi ; le noyau ébauche une sorte de pyknose. Mais on n'observe jamais, comme dans les épanchements purulents septiques, cette nécrose des polynucléaires attaquant simultanément et profondément le noyau et le protoplasma : dans ces cas celui-ci est comme effrité et ses contours sont flous. Il est vrai que l'on observe dans les épanchements puriformes aseptiques quelques polynucléaires nécrosés, présentant l'aspect de ceux que l'on rencontre dans le pus septique, mais ils sont en nombre infime.

Cette notion de polynucléaires intacts est importante au point de vue diagnostic, et permet de ne pas attendre les résultats des autres examens de laboratoire.

5° *Formes de transition*. — Il peut arriver qu'une première ponction donne simplement un liquide hypertendu, clair et ne contenant pas d'éléments microbiens et cytologiques. Puis les phénomènes méningés n'ayant pas rétrocédé, on pratique une deuxième ponction dont l'examen montre soit de la lymphocytose soit de la polynucléose en quantité variable. Dans d'autres cas la première ponction a montré une polynucléose abondante, les ponctions suivantes montrant au contraire de nombreux lymphocytes et peu de polynucléaires ou réciproquement. Ce sont ces formes que MM. Caussade et Logre ont appelé « formes de transition ».

Dans le premier cas, à une forme exsudative pure,
a succédé une forme avec réaction cytologique.
Dans le second il y a toujours eu réaction cytologique, mais les éléments cellulaires ont changé. Ce
sont là des cas assez fréquents dont nous donne-
rons plus loin une observation.

6° *Liquides microbiens sans réactions cytologiques.* — Il arrive parfois qu'au cours d'une réaction encéphalo-méningée, la ponction montre un
liquide physiquement normal. Les recherches mi-
croscopiques n'y décèlent ni lymphocytes ni polynucléaires. Les cultures elles-mêmes ainsi que les
inoculations peuvent rester négatives. Or quelquefois dans un coin de la préparation on découvre
un microbe isolé : malgré la présence des microbes
aucune réaction cytologique ne peut être mise en
évidence. Ces faits signalés par MM. Lesieur et
Froment ont été aussi vus par M. Lafforgue. Il se
peut que les microbes ne soient pas assez virulents
pour provoquer une méningite vraie avec réaction
cytologique, ou bien encore qu'ils ne soient pas assez nombreux. Ces formes peuvent être considérées
comme intermédiaires entre les États méningés
aseptiques et les Méningites vraies.

Notons enfin certains cas où la ponction ramène
du sang pur. Nous ne voulons pas entendre par là
une forme spéciale de Réaction Encéphalo-méningée. Il s'agit de cas où la congestion des méninges
est si intense que le trocart, au lieu de plonger dans
les espaces sous-arachnoïdiens, entre dans une

veine dilatée. On est alors obligé de recommencer la ponction une seconde fois.

Il nous reste enfin à parler des méthodes employés pour prouver la stérilité du liquide céphalo-rachidien. Quoique nous ayons classé à la limite des Réactions encéphalo-méningées et des méningites, les réactions qui s'accompagnent d'un liquide microbien sans éléments cytologiques, nous n'aurons en vue dans notre étude que celles où le liquide est pratiquement aseptique. Nous disons pratiquement, car comme nous le verrons plus bas, les diverses méthodes dont nous disposons pour le moment sont insuffisantes pour affirmer l'asepsie absolue.

Ces méthodes sont au nombre de trois :

1° *Examen direct.* — Il faut d'abord examiner plusieurs préparations, une vingtaine environ, les colorer avec plusieurs colorants. Enfin, il faut examiner le liquide obtenu par ponctions successives, car il se peut que les microbes absents à une première ponction apparaissent à la seconde, la troisième ou même plus tard. Si dans ces conditions on ne trouve pas de microbes, il ne faut pas se hâter de conclure à l'asepsie du liquide, car il se peut, et cela est fréquent pour le bacille de Koch, que le microbe soit en très petit nombre dans l'épanchement, ou encore qu'il soit englobé dans le dépôt fibrineux qui se forme au cours de toutes les infections et reste accolé aux méninges. On voit par là que l'examen direct ne donne pas des résultats absolument probants.

2° *Cultures*. — Les milieux de culture employés sont variables avec le microbe que l'on recherche. Soupçonne-t-on une infection méningococcique, on ensemencera le liquide céphalo-rachidien sur bouillon ascite. Pour du streptocoque on se servira de gélose, etc.

Il se peut que le liquide céphalo-rachidien contienne des anaérobies. Dans ce cas il faudra prendre certaines précautions : après avoir débarrassé le bouillon de tout l'air qu'il contient au moyen de l'ébullition, on le couvre d'une couche assez épaisse d'huile de vaseline stérilisée et on ensemence le liquide. Il vaut mieux ensemencer le liquide que le culot ; la quantité employée est de 5 à 10 centimètres cubes dans 300 de bouillon.

Quels sont les résultats obtenus par cette méthode ? Les microbes peuvent exister dans le liquide mais tués par les anticorps ou englobés dans les polynucléaires. De plus, certains auteurs, Jeansen et Concetti entre autres, prétendent que le liquide céphalo-rachidien est doué d'un certain pouvoir bactéricide : la virulence des microbes serait ainsi diminuée et ils ne pourraient pas pousser dans les cultures. Il est vrai que d'après Gauthier seuls le bacille de la dysenterie et le groupe Eberth verraient leur virulence atténuée par le liquide céphalo-rachidien. Il se peut donc que le microbe existe dans l'épanchement et que cependant les résultats obtenus par les cultures soient négatifs.

3° *Inoculation*. — C'est la méthode de choix. Mais encore faut-il avoir soin de prendre certaines précautions. La première consiste dans le choix de l'animal auquel on va inoculer le liquide: cet animal varie avec chaque espèce microbienne. C'est ainsi que si l'on soupçonne le pneumocoque ou le méningocoque, l'animal de choix sera la souris, le cobaye pour le bacille de Koch, le lapin pour le streptocoque ou le staphylocoque. C'est dans ces conditions seules que l'inoculation pourra donner des résultats. Mais cependant dans les cas que Brieger appelle *Méningites toxiques*, caractérisés par la présence dans le liquide céphalo-rachidien des toxines microbiennes seules, l'inoculation de ce liquide provoque la mort de l'animal tout comme si on lui inoculait les microbes eux-mêmes; la mort a lieu par toxhémie et non par septicémie. Dans ces cas l'examen des viscères et du sang de l'animal inoculé ne montre aucun élément microbien. L'inoculation donnera donc des résultats assez satisfaisants encore que les microbes peuvent être de virulence trop atténuée pour que l'inoculation soit positive.

En pratique, on considère comme aseptique tout liquide qui n'a décelé aucun microbe à l'examen microscopique et dont la culture et l'inoculation ont été négatives. Cela n'a comme nous venons de le voir rien d'absolu, et c'est pour cette raison que M. Passot, dans sa thèse, propose de remplacer le terme de méningite aseptique par celui de *méningite pratiquement aseptique* « notion que ne saurait concevoir le bactériologiste, mais qui est pour le chirurgien d'un grand secours dans le choix de la conduite qu'il doit adopter » (Passot).

Étiologie et Formes cliniques

————

Les *Réactions Encéphalo-méningées* peuvent, au point de vue étiologique, se diviser en deux grandes classes :

1° Réactions dont la cause est inconnue ;
2° Réactions dont la cause est connue.

Après avoir exposé les causes favorisantes communes à ces deux catégories, nous étudierons les causes occasionnelles propres à chacune d'elles.

Lorsque Dupré décrivit le méningisme, il prétendit que seuls les individus présentant une hérédité névropathique ou encore des stigmates d'hystérie pouvaient en être atteints. Dans ces cas, pensait-il, les centres nerveux deviennent si susceptibles, qu'ils réagissent à la moindre infection en donnant des symptômes de méningite. A la base de tous les cas de méningisme, il y avait ce qu'il appelait *l'hérédité cérébrale* prédisposante. L'hystérie surtout avait pour lui une grande importance : « Doivent être rattachés à l'hystérie tous les cas de méningisme dans lesquels le syndrome porte en lui le cachet de la névrose (allure générale de l'affection, hyperesthésie du cuir chevelu, inversion des phosphates urinaires, intégrité relative de l'état

général) et ceux où le malade a offert, offre ou of-
frira des stigmates hystériques » (Dupré).

Il est certain que cette hérédité névropathique
se retrouve dans un grand nombre de cas de réactions encéphalo-méningées ; mais il n'est pas
moins vrai que ce facteur étiologique manque souvent. Ces accidents peuvent apparaître chez des
individus absolument indemnes de tares nerveuses.
Toutefois il est des cas où l'hystérie peut exister
à l'état latent, les accidents méningés en seraient
la première manifestation. C'est l'opinion de Bouchut. Enfin, MM. Collet et Lesieur ont démontré
que l'état névropathique préexistant prépare le
territoire méningé à l'attaque par les toxi-infections.

Au point de vue antécédents héréditaires l'alcoolisme, les tares nerveuses, l'hystérie, la tuberculose, l'arthritisme des parents ont été incrimi-
nés. Ces faits se retrouvent bien dans quelques observations; mais aussi combien de fois sont-ils absents ?

L'âge aussi a une certaine influence. Les réactions encéphalo-méningées frappent surtout les enfants et les adolescents. Les enfants semblent plus
particulièrement prédisposés aux états hypertensifs simples : c'est surtout au cours de la deuxième
enfance qu'ils apparaissent. On retrouve souvent
dans les antécédents de ces petits malades des céphalées fréquentes, des convulsions, de la chorée ;
ou bien ce sont des enfants qui ont été soumis à un

surmenage intellectuel précoce. « Les enfants y semblent particulièrement prédisposés par l'intensité des phénomènes nutritifs dont l'écorce cérébrale est le siège, à un âge où le développement des circonvolutions atteint son maximum d'activité » (Dupré).

Le sexe a une importance beaucoup moins grande, quoique les femmes, tout comme les enfants, semblent être plus souvent atteintes d'états hypertensifs que les hommes.

Quant à la profession on ne peut rien affirmer d'exact. Cependant nous signalerons comme cause prédisposante, le travail en plein soleil, et l'influence du coup de chaleur si bien mise en évidence par les travaux de M. Dopter.

Les causes occasionnelles des réactions encéphalo-méningées sont d'ordre variable : les unes sont inconnues ; d'autres sont réflexes ou infectieuses ou toxiques. Nous allons successivement étudier ces diverses causes.

1° *Réactions encéphalo-méningées d'origine indéterminée.* — Ce sont des réactions méningées quelquefois hautement fébriles dont le début est ordinairement brusque, mais dont il est impossible de retrouver la nature. La présence de l'herpès labial et la température élevée font bien penser à une origine infectieuse : mais quel est le microbe et quelle est la porte d'entrée ? Il nous est jusqu'à présent impossible de le dire. Il s'agit bien là d'une maladie infectieuse : l'apparition d'un ictère grave, d'une hépatite infectieuse massive (observation de Fiessinger et Sourdel) le prouvent surabondamment et c'est ce qui fit dire à M. Guillain : « Il me semble qu'il existe une maladie infectieuse spéciale, ou une forme clinique d'une infection qui se caractérise principalement par de l'ictère et un syndrome méningé. » Il s'agit d'une septicémie, dont l'agent est encore inconnu et à laquelle on a donné le nom 'de *Syndrome de Guillain-Richet.*

Ce qui prouve encore en faveur de l'origine infectieuse c'est que ces réactions encéphalo-méningées prennent souvent une allure épidémique ; ces épidémies se montrent soit en été, soit en automne.

Il serait donc rationnel de classer ces réactions parmi celles qui ont une origine infectieuse. Ce qui nous a décidé à les maintenir dans un cadre à part c'est que le microbe n'en est pas encore connu. Toutefois MM. Spillmann et Benech, dans une récente communication faite dans la *Province Médicale* (4 octobre 1913) tendent à incriminer le bacille de Pfeiffer ; ils considèrent ces faits non comme des septicémies spéciales, mais plutôt comme des grippes à début méningé, avec infection généralisée consécutive. Jusqu'à plus ample informé nous les maintiendrons dans un groupe à part.

Nous relatons ici un cas que nous avons eu l'occasion d'observer tout dernièrement.

OBSERVATION
(Personnelle)

J. B..., 20 ans. Pas d'antécédents héréditaires ni collatéraux. Comme antécédents personnels on note une rougeole à l'âge de 5 ans. Depuis cette époque B..., n'a jamais été malade. Il nie toute spécificité et tout éthylisme. Pas d'antécédents névropathiques.

Le 15 septembre il est pris brusquement pendant une promenade, d'une céphalée violente fronto-pariétale, avec exacerbation à chaque mouvement. Le malade se couche et présente deux vomissements, le premier alimentaire, le second bilieux.

Au moment où nous l'examinons, le malade présente une violente céphalée, mais les vomissements ont cessé. La température rectale est assez élevée 38°7. Le pouls bat à 36.

Le faciès est pâle, légèrement grippé. La langue est saburrale ; il y a un peu de constipation, le malade n'étant pas allé à la selle depuis l'avant-veille. Le ventre n'est pas rétracté ni douloureux. Pas de gargouillement dans les fosses iliaques.

La position est en chien de fusil et il se plaint d'une légère raideur de la nuque et du dos. Le kernig est assez net. Les réflexes sont normaux. La raie méningitique assez nette.

Il n'y a pas de prostration ; le malade répond bien aux questions qu'on lui pose.

Rien au cœur et aux poumons. Le foie et la rate

sont normaux. Les urines présentent un léger disque d'albumine.

Pas de photophobie ni d'hyperesthésie cutanée.

On lui place une vessie de glace sur la tête.

Le 16 septembre. — Le malade est toujours dans le même état. T. R. = 40°. En plus on note une légère teinte subictérique des conjonctives. On se décide à faire une ponction lombaire : le liquide est clair, hypertendu ; il y a de l'hyperalbuminose. L'examen microscopique montre un grand nombre de lymphocytes, mais pas de microbes.

Le soir. — T. R. = 36°8. Le malade se sent un peu mieux.

Le 20 septembre. — Le malade est complètement rétabli. L'ictère a disparu.

Nous n'avons pu pratiquer l'examen du sang ; mais les symptômes, l'évolution de la maladie, la présence de ce léger subictère nous permettent de penser que nous avons eu affaire à un de ces syndromes décrits par MM. Guillain et Richet et dont nous allons maintenant citer une observation. Mais contrairement à la nôtre, on trouvera dans celle qui va suivre, à l'origine même de l'affection, un coryza assez violent. Cette légère modification semblerait donner raison à MM. Spillmann et Bénech qui prétendent qu'il s'agit de grippes à début méningé. Quoi qu'il en soit nous avons retrouvé dans la littérature médicale un assez grand nombre de cas absolument semblables à celui que nous avons cité plus haut, et dans lesquels on ne retrouve pas la moindre trace d'infection par le bacille de Pfeiffer.

OBSERVATION

Etude sur une maladie infectieuse caractérisée par de l'ictère et un syndrome méningé

Par MM. GUILLAIN et Ch. RICHET fils.

« Soc. méd. hôp. » Paris, 28 octobre 1910.

Homme de 21 ans, sans antécédents héréditaires ni personnels importants. Quelques jours avant le début de l'affection il a présenté un coryza intense. Il a été pris subitement de douleurs dans les lombes et dans la région postérieure des cuisses. En même temps, fièvre et céphalée violentes ; puis vomissements et Kernig. T. R. = 38°9. Teinte subictérique, foie normal non douloureux ; fécès colorées ; ni constipation, ni diarrhée ; rate hypertrophiée. P. = 120.

Aux poumons quelques sibilances.

L'urine présente de l'albumine et des cylindres cellulaires et granuleux.

L'ictère va en progressant.

On fait une ponction lombaire : liquide hypertendu et clair, beaucoup de polynucléaires, peu de lymphocytes ; pas de microbes. L'hémoculture est négative.

Après la ponction, amélioration sensible ; puis légère rechute de l'ictère et des phénomènes méningés. Puis tout rentre dans l'ordre.

M. Netter a prétendu que, dans ces cas, il fallait songer à la maladie de Heine-Médin, qui elle aussi survient en été ou en automne, et qui parfois présente tous les symptômes d'une méningite. Nous verrons au chapitre consacré au diagnostic ce qu'il faut penser de cette appréciation. Disons seulement que dans aucun des cas de réaction encéphalo-méningée d'origine indéterminée signalés jusqu'à présent, on n'a observé les complications habituelles de la poliomyélite épidémique, telles que la mort ou des paralysies.

En résumé, ces réactions encéphalo-méningées d'origine indéterminée se rencontrent à tous les âges mais avec une plus grande fréquence entre 17 et 30 ans ; on ne les a pas signalées chez le vieillard. Le sexe masculin y semble plus prédisposé que le sexe féminin. Le début est celui d'une infection à invasion brusque avec frisson, céphalée, fièvre, etc.

Dans tous les cas observés les cultures et inoculations du liquide céphalo-rachidien ainsi que l'hémoculture sont restées sans résultats. Il nous est donc pour le moment impossible de préciser la nature de l'infection.

2° *Réactions d'origine connue.* — Bouchut avait proposé de diviser les pseudo-méningites en quatre classes :

a) Pseudo-méningite utérine et chlorotique ;

b) Pseudo-méningite intestinale et vermineuse ;

c) Pseudo-méningite gastrique ;

d) Pseudo-méningite de l'angine tonsillaire et des maladies aiguës.

Mais les pseudo-méningites intestinales, vermineuses et gastriques sont dues à des auto-intoxications ; celles de l'angine tonsillaire et des maladies aiguës ont une origine infectieuse. Aussi
adopterons-nous, comme l'a déjà fait Dupré, une
autre classification. Nous distinguerons plusieurs
causes de réactions encéphalo-méningées.

1° *Causes réflexes.* — On rangerait parmi elle
l'helminthiase, les troubles gastriques, l'évolution
dentaire laborieuse. Mais il s'agit là de réactions
méningées par auto-intoxication. Ce groupe
est donc destiné à disparaître, ou plutôt à
être réuni aux causes toxiques. Parmi les vers in-
testinaux les ascarides et les oxyures sont le plus
souvent en cause. C'est toujours chez de jeunes
enfants que ces réactions encéphalo-méningées
ont été observées. Devaux, Bézy, Bouchut en ont
publié de nombreux cas. Devaux explique la production de ce syndrome par réflexe. Nous avons déjà
dit qu'il s'agit plutôt d'auto-intoxication résultant
des troubles digestifs provoqués par la présence
des vers dans l'intestin. On peut admettre aussi
que les vers agissent par les toxines qui proviennent de leur vie propre.

Le tænia lui aussi peut donner des accidents
méningés. Lebon eut à traiter successivement trois
enfants présentant tous les symptômes d'une méningite tuberculeuse, et qui furent guéris par l'administration de calomel. A l'examen des selles on
constata la présence du ver.

2° *Causes toxiques.* — En première ligne il faut
citer l'oxyde de carbone, l'alcool, le plomb et les
poisons de l'urémie. Mais bien d'autres métaux
sont capables de provoquer des réactions méningées ; ainsi le mercure.

Parmi les métalloïdes il nous faut citer le phos-
phore, l'arsenic. Enfin, la belladone, l'opium, l'a-
tropine, la santonine, la cocaïne et le collargol
peuvent aussi en provoquer.

On sait en effet que tous les poisons peuvent atteindre le système nerveux, et depuis
longtemps déjà on avait signalé à l'autopsie des
intoxiqués diverses lésions des méninges, telles
que un gonflement sérieux, de l'hypertension du
liquide céphalo-rachidien, l'aspect rosé ou la congestion de la pie-mère.

Au point de vue clinique on peut trouver plusieurs formes : nous en distinguerons quatre :

1° On trouve des symptômes aigus, durant à
peine quelques jours, dus à une intoxication rapide mais discrète. « Il s'agit alors plutôt d'un trouble momentané de la circulation méningée que
d'une action toxique directe » (Pailhard et de
Fontbonne). C'est la *fluxion blanche* de Widal.

2° Tableau complet de la méningite tuberculeuse.

3° On a alors affaire à une affection à évolution chronique s'accompagnant de troubles psychiques et d'altérations organiques. C'est ainsi
que l'on a décrit une pseudo-paralysie générale
toxique, soit saturnine, soit alcoolique.

4° Dans ces cas la réaction méningée est latente ; seule la ponction lombaire montre une atteinte des méninges. Ces faits sont assez fréquents dans le saturnisme.

Nous allons étudier maintenant les réactions méningées au cours des diverses intoxications.

Dans l'urémie ces faits sont assez rares. M. Lépine les a signalés le premier. MM. Chauffard et Vincent en ont publié un cas où sans signes cliniques de méningite il existait une polynucléose intense du liquide céphalo-rachidien. Ce liquide d'ailleurs contient toujours un excès d'urée. Il faut distinguer deux cas.

a) Dans l'urémie convulsive le plus souvent on ne trouve pas de signes cliniques. Seule la ponction lombaire montre soit de l'hypertension (cas de Caussade et Willette), soit une tension faible (cas de Chauffard). Toujours on trouve un excès d'urée. Le plus souvent on trouve un liquide louche avec des polynucléaires. MM. Caussade et Willette signalent un cas avec quelques lymphocytes. Dans tous les cas observés les polynucléaires étaient intacts.

b) Dans l'urémie chronique les réactions méningées ont surtout été étudiées par M. Lépine. A l'autopsie il découvrit un épaississement blanc laiteux, opalin, dans un cas, et une congestion intense dans deux cas. La ponction montre un liquide sous pression normale contenant quelques hématies, quelques polynucléaires et toujours très peu de lymphocytes. Cependant plusieurs auteurs

ont contesté les cas de M. Lépine et prétendent
qu'il n'y en a aucun de démonstratif.

MM. Laubry et Foy ont publié une observation
de réaction encéphalo-méningée qu'ils croient dus
à une intoxication professionnelle par les cou-
leurs toxiques d'aniline. Il s'agit d'un teinturier,
âgé de 27 ans, qui fut pris subitement de courbature générale, d'inappétence et de céphalée violente survenant par accès ; en même temps il y avait
des vomissements alimentaires faciles indolores, et
une constipation opiniâtre. Il n'y avait pas de fièvre ; il présentait en plus une légère teinte subictérique de la face et des muqueuses, un peu de raideur de la nuque et une ébauche de kernig ; le
ventre était rétracté. La ponction lombaire montra un liquide clair, hypertendu, légèrement albumineux et contenant une grande quantité de polynucléaires en état de complète désintégration. Le
liquide était cependant aseptique. Les symptômes
disparurent après la ponction.

La nécrose des polynucléaires tendrait à faire
croire à une infection et non à un liquide puriforme aseptique. Elle peut s'expliquer de la façon
suivante : il est logique de penser que certains
poisons peuvent par leur nature, par leur toxicité,
produire au même titre que les septicémies rachi-
diennes la nécrose des éléments transsudés. Il se
peut aussi que cette nécrose qui, comme le dit M.
Widal, se produit dans tous les épanchements puriformes aseptiques à la période de déclin, soit
hâtée par l'action du poison.

L'intoxication par le plomb est une cause assez fréquente de réactions encéphalo-méningées. Elles ont été très bien décrites par MM. Mosny et Malloizel en 1904 et on peut les classer en trois groupes :

1° *Les méningites latentes.* — Elles se retrouvent surtout dans les intoxications récentes et à la période des coliques. Le liquide céphalo-rachidien est limpide, parfois un peu hypertendu. On y trouve environ de 5 à 15 lymphocytes par champ. Quelquefois on peut trouver quelques gros mononucléaires avec des cellules endothéliales. Il est très rare de trouver des polynucléaires ou des globules rouges. Cette forme est absente chez les vieux saturnins n'ayant plus de coliques depuis longtemps. Elle peut suivre ou précéder la colique, mais n'est nullement fonction de cette dernière : c'est ainsi que l'on peut trouver une lymphocytose insignifiante, chez certains malades ayant des coliques très violentes, alors que d'autres, qui n'ont que des coliques très légères, peuvent présenter une lymphocytose très abondante. Elle est au contraire en rapport avec la rapidité de l'intoxication, très forte dans les intoxications massives et rapides, beaucoup plus légère au contraire dans les intoxications lentes.

Quoi qu'il en soit elle est latente au point de vue clinique. Toutefois on peut observer de la céphalée.

2° *Les méningites aiguës.* — Elles furent observées la première fois par Mazin. Elles reprodui-

sent le tableau clinique de la méningite. La ponction lombaire montre une réaction leucocytaire
abondante : au début on trouve de la polynucléose
qui fait ensuite place à de la lymphocytose : cette
dernière peut cependant apparaître dès la première ponction.

Les symptômes méningés peuvent s'accompagner
de délire, ce qui donne une *forme psychique*, de
symptômes d'excitation médullaire avec exagération des réflexes ; c'est la *forme spinale*. Enfin,
dans la *forme convulsive* on trouve des crises épi-
leptiformes.

3° *Les méningites chroniques.* — Parmi ces dernières il faut citer la pseudo-paralysie générale
saturnine ; elle se différencie de la paralysie générale vraie en ce qu'elle guérit sous l'influence
du traitement. M. Vallon prétend toutefois qu'il
ne s'agit pas là de guérisons mais de simples rémissions.

L'alcoolisme aigu peut aussi donner lieu à des
réactions encéphalo-méningées. On sait que l'alcool
a une certaine action élective sur les centres nerveux. Dans le *délirium tremens* la ponction ne donne pas de résultats. Les méninges sont congestion-
nées et présentent une ponctuation hémorragique;
elles sont épaisses, surtout la pie-mère qui peut
être même adhérente.

Dans l'*intoxication subaiguë ou chronique* le liquide céphalo-rachidien ne contient pas le plus
souvent d'éléments figurés. A l'autopsie les ménin-

ges présentent une congestion intense et sont épaissies.

M. Dufour a signalé le cas d'un alcoolique de 36 ans niant absolument la spécificité et chez lequel la ponction lombaire a montré de la lymphocytose. De plus MM. Mosny et Saint-Girons ont publié le cas d'une femme de 56 ans qui présenta une réaction encéphalo-méningée à symptomatologie restreinte et fruste. Le début fut brusque, l'évolution rapide, la réaction cytologique aiguë et fugace. Comme symptômes on notait de la céphalée, quelques troubles mentaux, une fièvre peu marquée à type rémittent et à oscillations irrégulières, avec état saburral et légère accélération du pouls. La ponction lombaire montra une polynucléose pure et abondante qui dura pendant cinq jours puis fut remplacée par une lymphocytose à peine appréciable. La malade ne présentait aucun signe de syphilis mais était alcoolique. Les symptômes méningés disparurent en peu de jours en même temps que la réaction céphalo-rachidienne.

Enfin, les intoxications par l'oxyde de carbone peuvent donner lieu à des réactions méningées. On sait depuis longtemps déjà que, à l'autopsie des intoxiqués par ce gaz, on trouve une pie-mère très congestionnée, de coloration rosée, avec quelquefois des suffusions hémorragiques. MM. Chauffard et Troisier ont présenté une observation dans laquelle la ponction a montré un culot hématique et une polynucléose initiale avec lymphocytose secondaire. Dans l'observation de MM. Gaultier et

Pailhard on trouve au contraire une lymphocytose initiale disparaissant avec les symptômes méningés.

Nous reproduisons ici une observation, qui en plus est un exemple de ce que MM. Caussade et Logre ont appelé des formes de transition.

OBSERVATION

Réaction méningée au cours de deux Intoxications par l'oxyde de carbone

Par MM. Legry et Duvoir
« Soc. méd. hôp. » Paris, 18 décembre 1908.

Homme de 35 ans, sculpteur. Pas d'antécédents héréditaires ou collatéraux. Il a eu la coqueluche et la rougeole dans l'enfance, la typhoïde à 8 ans. En 1907 il a tenté de se suicider une fois avec de la cantharide, une autre fois avec de l'oxyde de carbone. Puis nouvelle tentative le 5 décembre 1908.

L'asphyxie aurait commencé vers 4 h. 30 et il est amené à l'hôpital à 5 h. 30. Il est alors sans connaissance, en état tétanique, les yeux fermés, la face cyanosée, et il présente de la contracture des membres et des mâchoires. Les extrémités sont froides. On le réchauffe et on le ranime par des inhalations d'oxygène, des injections d'huile camphrée, d'éther et de caféine. A 6 h. 30 il est encore dans le coma ; il ne répond pas aux questions et est dans la résolution musculaire la plus complète. Respiration=20, P.=98, régulier. T. R.= 38°.

Rien au cœur, aux poumons et au foie. La rate est hypertrophiée. Les réflexes rotuliens sont exagérés, pas de trépidation épileptoïde ; incontinence d'urines. La ponction lombaire montre un liquide clair, un peu albumineux, sous tension normale. Petit culot rougeâtre à la centrifugation avec de nombreuses hématies et une grande quantité de polynucléaires.

6 décembre. — Le malade sort un peu de sa somnolence et commence à répondre aux questions qu'on lui pose. T. R.=37°5. Pas de modifications de la sensibilité tactile douloureuse ou thermique. Pas de troubles sensoriels. Les réflexes rotuliens sont encore exagérés. Persistance de l'incontinence d'urines. La ponction lombaire montre un liquide clair un peu albumineux, sous tension normale. Le culot de centrifugation est rosé et on trouve une polynucléose abondante, 94 p. 100, avec polynucléaires intacts. Il existe aussi de nombreuses hématies.

7 décembre. — Le malade présente encore un peu de céphalée. L'exagération des réflexes rotuliens persiste mais l'incontinence d'urines a disparu. T. R.=37°4. La ponction montre un liquide clair très hypertendu, dans lequel surnagent quelques filaments. Léger disque d'albumine. Culot blanchâtre ; peu d'hématies. Beaucoup de polynucléaires, 76 p. 100, les plus nombreux sont en histolyse, les autres absolument intacts.

8 décembre. — La céphalée est assez intense et en plus il existe quelques vertiges. T. R.=37°6. P.=96. Pas de vomissements, ni de raideur de la nuque, ni de constipation ; il existe une légère ébauche de Kernig. Il y a en plus de l'exagération des réflexes. Les urines présentent un petit disque d'albumine. La ponction montre un liquide clair sous tension normale. légèrement albumineux ; petit culot rouge, polynucléaires peu altérés, 70 p. 100.

9 décembre. — Il y a encore de la céphalée avec quelques vertiges. P.=96. T. R.=38. Ebauche de Kernig avec exagération des réflexes tendineux. Léger disque d'albumine dans les urines.

10 décembre. — Un abcès apparaît sur la face externe de la cuisse gauche. P.=96. T. R.=38°. Pas de Kernig et réflexes normaux. La ponction montre un liquide clair, peu albumineux sous tension normale ; culot rosé, prédominance de polynucléaires. Le malade entre en convalescence et guérit.

Le 13 décembre. — Ponction montrant une mononucléose assez abondante.

Le 14 décembre. — Ponction ; prédominance de lymphocytes.

Le 17 décembre. — Ponction ; lymphocytose discrète.

On voit par les considérations qui précèdent que les intoxications peuvent donner lieu à des Etats méningés. Mais empressons-nous d'ajouter que ce sont là des cas assez rares et que surtout au cours de l'alcoolisme ils constituent presque l'exception.

3° *Causes infectieuses*. — C'est surtout au cours des maladies infectieuses que l'on rencontre ces complications méningées, et parmi elles il faut citer en première ligne la grippe et la fièvre typhoïde ; viennent ensuite les fièvres éruptives, la tuberculose, la syphilis, la pneumonie, etc.

Les méninges sont, en effet, fréquemment touchées par les divers microbes, à un degré variable il est vrai. Un symptôme assez fréquent que l'on retrouve dans toutes les maladies infectieuses est la céphalée. D'intensité très variable, elle est faible dans les infections gastro-intestinales légères, tenace et rebelle dans d'autres cas ; c'est une céphalée soit généralisée soit localisée à la région frontale, empêchant tout travail et accrue par les changements de position. Cette céphalée semble bien être un signe d'irritation légère des méninges. Dans les cas où l'irritation sera plus forte on observera d'autres symptômes méningés et parfois même on assistera au tableau complet d'une méningite.

Nous allons étudier les diverses infections au cours desquelles peuvent apparaître des réactions encéphalo-méningées.

La grippe doit se placer en première ligne. Vignes en a signalé plusieurs cas : ce sont des jeunes soldats atteints de grippe et qui sont pris subitement de céphalée, vomissements, raideur de la nuque et délire ; ces phénomènes disparaissent rapidement. Ricardo Curti en a cité aussi de nombreux exemples, et Widal prétend que ce sont des faits assez fréquents. Ces phénomènes méningés peuvent aussi apparaître soit au début, soit pendant la convalescence de la grippe. J. Comby a publié l'observation d'un enfant de 9 mois qui, pendant la convalescence d'une grippe compliquée de broncho-pneumonie, présenta des vomissements, du délire, des convulsions, etc. MM. Spilmann et Benech ont aussi présenté une observation de grippe ayant débuté par des phénomènes méningés.

La pneumonie peut-elle aussi présenter de ces complications méningées. On les signale surtout chez les jeunes enfants et elles apparaissent deux à cinq jours après le début de la maladie. Le début peut aussi se faire par des phénomènes méningés et Comby en a publié une observation. Nous n'avons pas relevé d'exemples de réactions encéphalo-méningées ayant apparu pendant la convalescence d'une pneumonie ; il est toutefois vraisemblable que ces faits doivent exister.

Les infections par le bacille d'Eberth et le paratyphus B se compliquent aussi souvent de réactions encéphalo-méningées. Elles apparaissent très brusquement après quelques prodromes plus ou moins accentués en moyenne du septième au vingtième jours ; on peut les trouver aussi pendant la convalescence. Mais en plus, il est une forme de dothiénenthérie qui se caractérise par son début lequel comporte presqu'exclusivement des phénomènes méningés ; on peut observer de la céphalée avec un liquide céphalo-rachidien hypertendu mais sans augmentation de l'albumine et sans éléments anormaux ; dans d'autres cas on trouve des phénomènes d'irritation méningée (raideur de la nuque, kernig, vomissements) ; dans ces cas la ponction montre une lymphocytose plus ou moins abondante avec hyperalbuminose. Ces faits connus déjà depuis assez longtemps ont été appelés par MM. Collet et Lesieur *Méningotyphus.* Ils ne sont pas très fréquents au cours de la septicémie éberthienne et Sacquépée prétend qu'on ne les rencontre que dans la proportion de 1,25 p. 100 des cas. Ces complications surviennent -surtout chez des malades présentant une lésion antérieure des méninges, un état névropathique préexistant (Collet et Lesieur). La tuberculose, la syphilis semblent être aussi une cause prédisposante importante. Enfin Sacquépée a montré le rôle de l'olignrie et de l'albuminurie que l'on rencontre dans presque tous les cas. Les reins fonctionnant mal, les toxines microbiennes s'accumuleraient dans l'organisme et porteraient leur action sur le système nerveux rendu plus susceptible par les causes que nous avons énumérées plus haut.

Le début peut être brusque ou précédé de quelques prodromes vagues tels que la céphalée, l'asthénie, la courbature. Puis le syndrome méningitique s'installe plus ou moins complet. Ces accidents durent peu de temps et la fièvre typhoïde continue son évolution ; celle-ci est toujours grave, quelquefois mortelle, se compliquant le plus souvent d'hémorragies intestinales. Le méningotyphus serait donc un signe de typhoïde grave ; et cette gravité serait due à deux causes :

En premier lieu, une infection sanguine surajoutée à l'infection éberthienne (sur quatre malades, M. Sacquépée aurait trouvé deux fois du streptocoque, une fois de l'entérocoque de Thiercelin, une fois un microbe voisin du pneumocoque, mais de vitalité plus grande) ; la deuxième cause consiste dans les lésions rénales.

Nous relatons ici une observation de méningotyphus due à MM. Collet et Lesieur.

OBSERVATION

Un nouveau cas de méningotyphus

Par MM. Collet et Lesieur

« Bull et Mém. de la Soc. méd. hôp. » Paris, 12 mai 1911

G., 29 ans, entre à l'hôpital d'isolement de la Croix-Rousse, pavillon des typhiques n° 10, le 15 octobre 1910. La malade est envoyée de la Charité où elle était infirmière, le 30 septembre, pour céphalée accompagnée de douleurs abdominales.

Père mort accidentellement, mère sujette aux migraines ; pas d'antécédents collatéraux.

Personnellement, scarlatine à 3 ans, menstruation plutôt irrégulière depuis l'âge de 14 ans. Pendant son adolescence, la malade dit avoir été anémique, sujette aux vertiges et aux maux de tête.

Surmenée par un travail excessif de 20 à 25 ans, elle devint très nerveuse, hyperexcitable, sans pourtant prendre de crises et fut traitée par des douches. A part ces quelques accidents, assez bonne santé habituelle.

L'affection actuelle a débuté brusquement le 27 septembre par des douleurs dans la tête, la nuque et l'abdomen. En même temps la malade se sentait sans forces, incapable de travailler ; elle pouvait même à peine s'habiller.

La céphalalgie apparue dès le début était localisée au niveau du front. Les douleurs de nuque s'accompagnaient de contracture, de raideur de la nuque surtout au début, de douleurs au niveau de la colonne lombaire ; quelques douleurs mastoïdiennes sans troubles de l'ouïe. Les yeux sont noyés, douloureux à la pression et aux mouvements, sans troubles de la vue. Les douleurs abdominales ont à peu près cessé le troisième jour ; elles étaient surtout perçues dans la région sous-ombilicale ; les deux premiers jours, au dire de la malade, l'abdomen était dur mais non rétracté.

Depuis le début de l'affection, la malade est très constipée. Du 25 au 30 septembre elle n'est pas allée à la selle. Depuis trois jours avant son entrée à la Charité elle a totalement perdu l'appétit, ne tolérant aucun aliment ; elle a eu plusieurs vomissements alimentaires et bilieux, d'ailleurs précédés de nausées. Le 29, au soir, la température rectale atteignait 39 degrés.

A son entrée à la Charité (30 septembre) la

malade se plaint uniquement de douleurs de tête assez vives pour l'empêcher de dormir pendant la nuit.

La face est un peu grimaçante surtout à l'occasion de la parole. Les yeux légèrement injectés se meuvent facilement ; il n'y a ni strabisme, ni modifications pupillaires.

Légère raideur de la nuque ; la pression sur les apophyses épineuses cervicales et dorsales est un peu douloureuse.

Pas de contracture de membres. Pas d'hyperesthésie cutanée ni de dermographisme ; réflexes normaux ; le ventre sonore à la percussion n'est pas rétracté.

La rate n'est pas sentie. L'examen des poumons et du cœur ne révèle rien d'anormal. Le pouls est bien frappé à 100. Pas d'albumine. Le 30 septembre T. R. = 39°5 le matin, 39° le soir. P. = 100.

Pendant la nuit du 30 septembre au 1er octobre, la malade est très agitée, souffre davantage au niveau du front et de la nuque ; elle a deux vomissements et un autre le matin presque sans efforts.

Dermographisme très net persistant pendant plusieurs minutes. Pouls légèrement hypertendu à 110. T. R. = 40° le matin, 39°7 le soir. Urines troubles avec diazoréaction d'Erlich négative ; on donne un lavement.

2 octobre. — Incontinence urinaire, deux mictions involontaires, un vomissement sans nausées. T. R. = 39°7 le matin, 40°1 le soir. P. = 120.

3 octobre. — A 2 heures du matin, nouveau vo-

missement également facile. Cependant les douleurs sont moins vives ; la malade est calme. Léger
Kernig dans la position assise, l'extension des jam-
bes n'est possible qu'au prix de douleurs dans les
mollets ; pas de contracture des membres. T. R. =
39°7. Le lavement provoque l'émission de matières
abondantes.

Ponction lombaire : liquide céphalo-rachidien
d'apparence normale, s'écoulant assez rapidement ;
pas de culot notable après centrifugation de 20
minutes. Pas d'éléments microbiens, quelques rares leucocytes mononucléés.

4 octobre. — La malade souffre beaucoup moins
de la tête et n'accuse plus de raideur de la nuque.
La pression sur les globes oculaires n'est presque
plus douloureuse. Aucun trouble périphérique. Les
lavements provoquent des selles abondantes. T. R.
= 39°6 à 39°7. P. = 115.

5 octobre. — Léger météorisme abdominal ; deux
ou trois taches rosées lenticulaires sur la paroi de
l'abdomen. Gargouillement iléo-cœcal provoqué
par la palpation ; rate perceptible ; selles abondantes à l'occasion de lavements. Séro-diagnostic
de Widal positif à 1/50. Diaso-réaction d'Erlich
positive. T. R. = 39°6 le matin, 39° le soir. P. =
100. La malade est envoyée au pavillon des typhiques, on donne des lavements froids depuis hier
(un à 7 heures du soir, un à minuit, un à 7 heures
du matin) et des cachets de pyramidon de 0 gr. 10
lorsque la température rectale prise toutes les trois
heures atteint ou dépasse 39°.

L'état de stupeur est assez marqué, la langue
est rouge, le ventre météorisé, un peu douloureux,
quelques taches rosées. P. = 120 hypotendu ; pas
d'albumine. T. R. = 38°2 le matin, 39°6 le soir.
Elle est prise toutes les trois heures et un bain
froid de 15 minutes à 28 puis 26° est donné toutes
les fois qu'elle dépasse 39°. 2 bains le 6 octobre.

Du 6 au 12 octobre la température rectale oscille
autour de 39°2 puis de 38°8. P. entre 120 et 110
Vingt-cinq bains sont administrés en tout, le dernier le 12 octobre.

Les symptômes typhiques ont progressivement
disparu ; réflexes rotuliens forts ; légers tremole-
ment des mains.

La température rectale moyenne tombe à 38° le
15 octobre, à 37°5 le 23 avec quelques oscillations
très importantes, à 37° le 27, à 36°8 le 1er novembre et l'alimentation normale est reprise progressivement. P. = 100.

11 novembre. — Légère tuméfaction assez douloureuse surtout à la pression, sans rougeur cependant, au niveau du tiers inférieur de l'avant-bras
gauche, répondant à la face dorsale du cubitus et
paraissant tenir à une poussée périostique légère. T. R. = 37° à 37°5. Une application d'onguent
napolitain belladoné provoque une éruption eczé-
mateuse d'abord locale, puis presque généralisée,
prurigineuse, et qui se termine après quelques
jours par desquamation. D'ailleurs la douleur et
la tuméfaction disparaissent progressivement en
quelques jours. Tout rentre dans l'ordre et la ma-

lade part le 21 novembre guérie et engraissée quoique encore légèrement hypothermique (36°7).

C'est là un bel exemple de début de fièvre typhoïde par une réaction encéphalo-méningée. L'invasion est subite, brutale, et on croirait avoir affaire à une méningite cérébro-spinale.

Ces accidents méningés sont plus fréquents au début des infections à paratyphus B. Ils se rencontrent dans 1/5 des cas graves environ. C'est une affection débutant par un syndrome méningé alors que dans la suite, l'évolution est celle des infections paratyphoïdes. Elle est bénigne, et pour ce fait le diagnostic doit en être posé rapidement. Nous résumons ici une observation de Sacquépée parue dans les *Bulletins et mémoires de la Société Médicale des hôpitaux*, le 23 décembre 1910.

OBSERVATION

Homme de 22 ans, sans antécédents pathologiques. Il a été pris brusquement le 15 octobre d'une céphalée frontale avec rachialgie, fièvre et frissons. Vomissements.

A l'examen on constate de la raideur de la nuque, du Kernig, de la photophobie et de la douleur à la pression des globes oculaires. Nausées persistantes et vomissements.

T. R. = 39°. P. 76. Hypertrophie du foie et de la rate, un peu de diarrhée, légère albuminurie.

Ponction : liquide clair hypertendu, ensemen-

cements négatifs. Réaction cellulaire intense 90
p. 100 de lymphocytes.

Hémoculture : bacille paratyphique B.

Amélioration légère.

22 octobre. — Apparition des taches rosées.

23 octobre. — Disparition des symptômes méningés.

28 octobre. — Apyrexie définitive, convalescence. Une deuxième ponction montre encore une
légère lymphocytose.

Donc ici encore le début est brusque sous forme
de syndrome méningé compliqué de quelques symptômes de l'infection tels que la température élevée, l'hypertrophie de la rate et une légère albuminurie. Mais l'évolution est favorable : les phénomènes méningés disparaissent au bout de quelques jours pour laisser au premier plan les symptômes de l'infection par le paratyphus B. Ces malades ne sont ni plus longtemps ni plus sévèrement
touchés que les autres, contrairement à ce qui se
passe pour la typhoïde.

« En dehors de cette forme méningée bien caractérisée, on rencontre couramment dans les infections paratyphoïdes B un syndrome analogue
mais plus atténué ; le début est moins brusque, la
céphalée moins vive, le Kernig n'existe pas ou à
peine. Mais la rachialgie et la raideur du cou sont
nettement accusés. Une telle évolution est fréquente et s'observe dans 50 à 60 p. 100 des atteintes sé-
vères. Dans ces cas le liquide céphalo-rachidien
est généralement normal ; deux fois seulement,

sur 15 malades de cette catégorie, il existait une lymphocytose d'abondance moyenne. C'est précisément cette modalité d'évolution qui est considérée comme caractérisant le plus habituellement les infections paratyphoïdes B » (Sacquépée). Nous avons eu récemment l'occasion d'observer un cas qui nous semble devoir rentrer dans cette catégorie.

OBSERVATION

(Personnelle)

Femme de 48 ans, tenant un théâtre ambulant dont elle est l'un des principaux acteurs. Pas d'antécédents héréditaires ni collatéraux. Elle-même n'a jamais été malade et a toujours joui d'une santé plutôt robuste. Elle nie toute spécificité ; jamais de fausses couches ; elle a eu cinq enfants tous en bonne santé. Pas d'éthylisme.

Elle ne mène pas une vie très hygiénique, exposée aux intempéries des saisons. Elle couche dans une de ces petites roulottes qui ne sont aérées que par la porte d'entrée et une petite fenêtre. Dans la même pièce couchent aussi deux de ses filles.

Le début de l'affection actuelle date du 10 septembre.

Après une représentation en plein air où elle avait eu particulièrement chaud elle a été prise de frissons répétés ; et elle fut obligée de se coucher

En même temps apparut une diarrhée assez abondante, très fétide. Ce ne fut que le lendemain qu'elle se plaignit de céphalée. Elle ne fit appeler le médecin que quatre jours après le début de la maladie.

A ce moment, 14 septembre, elle est dans un état de prostation assez prononcée ; elle répond difficilement aux questions qu'on lui pose. La céphalée est devenue plus intense et est localisée à la région frontale ; il existe de la raideur de la nuque, mais pas de Kernig, Il y a de l'insomnie. Les réflexes sont normaux. La position est en chien de fusil.

Du côté de l'appareil digestif : anorexie assez marquée. Pas de vomissements ; diarrhée assez abondante et très fétide. La langue est saburrale. Le ventre n'est pas rétracté ; pas de douleurs ; pas de taches rosées. Il existe un peu de gargouillement dans les fosses iliaques. Le foie est normal, la rate légèrement hypertrophiée.

Température axillaire = 38°4. Le pouls bat à 80.

Rien aux poumons et au cœur. Les urines assez abondantes ne contiennent pas d'albumine.

Pas d'hyperesthésie cutanée ; pas de raie méningitique, pas de photophobie ni de douleur à la pression des globes oculaires.

On fait une prise de sang. La malade est mise à la diète lactée. On ordonne des lavements froids et une potion avec de l'hydrate de chloral et du sirop de morphine.

Le 15 septembre. — La malade a bien dormi pendant la nuit ; la raideur de la nuque a disparu ; la céphalée persiste mais très diminuée. La diarrhée est toujours très abondante. T. = 37°8. Gargouillements dans la fosse iliaque droite. Rate un peu hypertrophiée.

Le 18 septembre. — T. = 37°6. Apparition de quelques taches rosées. La diarrhée a un peu diminué. La céphalée a disparu.

L'hémoculture a montré du paratyphoïde B.

Le 22 septembre. — Apyrexie absolue 36°8. La malade entre en convalescence.

Des réactions encéphalo-méningées peuvent aussi apparaître au cours de la tuberculose. Elles sont toujours bénignes, ce qui les différencie de la méningite tuberculeuse avec laquelle on pourrait les confondre. On peut au cours de la bacillose observer un grand nombre de phénomènes cérébraux auxquels M. B. Lyonnet a donné le nom d'*Encéphalopathies tuberculineuses*. Bien plus, nombre de tuberculoses présentent au cours de leur évolution des signes plus ou moins discrets de réaction méningée : ce sont des céphalées persistantes surtout fronto-pariétales avec exacerbation vespérale. Elles peuvent exister soit à l'état isolé, soit au contraire s'accompagner d'un léger kernig, de raideur de la nuque ou de vomissements à type cérébral. Tous ces phénomènes sont le plus souvent fugaces et sont amendés par la ponction lombaire, quoique la céphalée puisse persister pendant plusieurs semaines et même plusieurs mois. Le liqui-

de céphalo-rachidien peut être normal ; le plus
souvent il présente une réaction cellulaire lympho-
cytaire. Dans aucun cas on ne toruve de bacille de
Koch. D'après MM. Tinel et Gastinel on pourrait
observer au cours de la tuberculose deux groupes
de faits :

1° Ce sont les cas où dans les antécédents du
malade on retrouve plusieurs crises méningées.
La ponction montre de la lymphocytose ; les méninges présentent une sclérose soit diffuse, soit
localisée. On a alors affaire à de véritables méningites atténuées et curables ;

2° Dans le second ordre de faits, la réaction méningée même très intense ne s'accompagne pas de
réaction cytologique. Le liquide céphalo-rachidien
ne contiendrait pas de lymphocytes et il n'y aurait pas hyperalbuminose, on aurait alors affaire
à des crises paroxystiques survenant sur des méninges antérieurement touchées et présentant encore sous forme de sclérose cicatricielle, la signa-
ture de l'infection initiale » (Tinel et Gastinel).

En résumé la tuberculose peut frapper les méninges et donner lieu à un « état méningé ». Ces
faits s'observent surtout chez des enfants de 7 à
14 ans atteints de tuberculose des séreuses soit vis-
cérales, soit articulaires. Ils débutent brusquement,
s'accompagnent d'élévation thermique plus ou
moins forte et d'une perte de poids rapide. On
peut aussi les observer chez des enfants présentant des tuberculoses latentes, ganglionnaire ou
autre. Le plus souvent elles s'accompagnent de

poussées congestives suspectes sur le poumon, donnant à la maladie un aspect de fièvre infectieuse généralisée.

Encore plus que la tuberculose, la syphilis à toutes ses périodes peut donner lieu à des réactions encéphalo-méningées, et Widal insiste sur le rôle considérable de cette affection dans la genèse des états méningés à liquide puriforme aseptique. Ravaut a montré qu'à toutes ses périodes, la syphilis peut présenter des poussées méningées que la ponction lombaire met en évidence. Cette ponction peut montrer soit de lymphocytose, soit de la polynucléose. Les signes cliniques peuvent être absents ou reproduire le tableau d'une méningite.

OBSERVATION
(Résumée).

Méningite aiguë syphilitique à liquide céphalo-rachidien puriforme aseptique. Réaction de Wasserman passagère. Apparition tardive du signe d'Argyll-Robertson.

Par MM. MOSNY et PORTOCALLIS
« Soc. méd. hôp. » Paris, 31 mars 1911.

Femme de 49 ans, entre à l'hôpital dans un état d'obnubilation complète, le faciès hébété, le regard fixe et immobile, les pommettes rouges et chaudes. Elle est couchée en chien de fusil. Pas de délire, mais les réponses obtenues sont vagues et incohérentes. Le signe de Kernig est très net, il existe une légère raideur de la nuque. Pas de contracture. Hyperesthésie généralisée. Céphalée frontale très violente et très tenace. Réflexes rotuliens forts et brusques. Pas de Babinski. Un peu de trépidation épileptoïde. Il existe de l'inégalité pupillaire avec mydriase à gauche et nystagmus horizontal. Pas d'Argyll-Robertson. Pas de photophobie ni de douleur à la pression des globes oculaires.

La raie méningitique est très nette. Pas de vomissements.

La langue est chargée et l'haleine fétide. Constipation opiniâtre.

Foie, rate, reins, cœur et poumons absolument normaux. P. = 90.

Ponction : hypertension ; liquide louche avec culot verdâtre, purulent, abondant. Beaucoup de polynucléaires, mais ils sont sains, à protoplasma homogène et à contours nets. L'ensemencement est négatif.

L'état s'aggrave, on fait deux nouvelles ponctions et injection de sérum antiméningoccique. L'état général devient satisfaisant.

La malade que l'on peut dès lors interroger nie absolument la syphilis ; jamais de fausses couches. Elle a eu une fille morte à deux mois de méningite.

Alcoolisme probable.

Après une courte rémission, les symptômes reprennent.

On fait deux nouvelles ponctions dans lesquelles les polynucléaires semblent diminuer pour faire place à des lymphocytes. Les signes de méningite disparaissent peu à peu. Une nouvelle ponction montre une lymphocytose très abondante avec peu de polynucléaires. Le Wassermann est alors très nettement positif pour le liquide céphalo-rachidien, partiellement pour le sérum.

Puis nouvelle rechute. La ponction montre une polynucléose abondante, à polynucléaires intacts. Celle-ci fait place en quelques jours à de la lymphocytose. Le signe d'Argyll-Robertson apparaît. On institue un traitement à l'huile grise.

Il y a une nouvelle rechute avec lymphocytose presque pure du liquide céphalo-rachidien. Puis la malade guérit.

On se trouve ici en présence d'une réaction méningée au cours d'une syphilis ; le liquide céphalo-rachidien a présenté une « forme de transition » puisque à la polynucléose initiale a succédé de la lymphocytose.

On a aussi observé des réactions encéphalo-méningées au cours de la diphtérie. M. Lafforgue en a publié une observation dans la *Province médicale* du 28 septembre 1912. Il s'agit d'un jeune soldat qui fut pris subitement de céphalée violente, occipito-frontale et sus orbitaire, et de vomissements répétés. Il n'y avait ni paralysie ni paresse des nerfs crâniens ; rien à la musculature oculaire. Toutefois tendance à la mydriase et légère diplopie. Celle-ci ne dura que 24 heures. Pas de photophobie. Pas de troubles moteurs ni sensitifs. Conservation des réflexes cutanés, mais les réflexes rotuliens sont abolis. Pas d'hyperesthésie tégumentaire ni de troubles vaso-moteurs. La tempé-

rature était normale ; le pouls ralenti à 52 dans
le uécubitus dorsal, battait à 76 quand le malade
était debout. La langue était saburrale, l'anorexie
marquée ; les vomissements cessèrent complètement après l'entrée à l'hôpital. Foie et rate normaux.

Appareil respiratoire : coryza tenace ; diminu-
tion légère du murmure vésiculaire au sommet
gauche. Rien dans les urines.

On fit deux ponctions lombaires qui montrèrent
un liquide sous tension normale, un peu albumineux, et une lymphocytose accusée. Pas de microbes.

Le prélèvement du mucus nasal montre du bacille de Loffler de variété moyenne. On fait un
traitement par le sérum. Guérison.

Ces faits sont assez rares au cours de la diphtérie et il nous a été impossible d'en retrouver
d'autres observations. Encore faut-il dire que le
malade présenté par Lafforgue était tuberculeux,
car il fit quelques mois plus tard une pleurésie
gauche avec épanchement, et eut des craquements
du sommet droit ; le cobaye à qui on avait inoculé
le liquide céphalo-rachidien mourut six mois après
de tuberculose. S'agissait-il d'un état méningé
d'origine diphtérique ou tuberculeux ? La question est difficile à résoudre; quoi qu'il en soit nous
admettrons la possibilité de réactions encéphalo-
méningées au cours de la diphtérie.

Les fièvres éruptives (rougeole, scarlatine et
oreillons) peuvent aussi donner lieu à des réac-

tions encéphalo-méningées. Ce sont des faits peu fréquents et on ne les rencontrerait que dans la proportion de 0,06 p. 100 des cas. On les a signalées dans l'enfance et dans l'adolescence; jamais chez l'adulte et chez le vieillard. Le sexe est absolument indifférent. Il semble ,u'elles soient plus fréquentes en Allemagne.

Au cours de la scarlatine, où elles ont été plus particulièrement étudiées, on peut trouver :

1° De l'hypertension du liquide céphalo-rachidien, sans éléments microbiens et avec très peu de lymphocytes. C'est un minimum de réaction.

2° Une abondante lymphocytose, indiquant une réaction plus forte ;

3° De la congestion intense des méninges avec quelquefois des hémorragies visibles au microscope et même parfois à l'œil nu. C'est l'*apoplexie méningée*.

Ces réactions encéphalo-méningées peuvent apparaître au début de la scarlatine et en masquer tous les symptômes ; mais ce sont des cas très rares.

Le plus souvent elle apparaissent de 4 à 8 jours après le début de la maladie. La température présente une élévation assez forte, pouvant monter jusqu'à 40. Le pouls est instable, filant et rapide.

OBSERVATION

(Résumée).

Etat Méningé au début d'une scarlatine

Par MM. CAYREL et A. WEILL

« Soc. Méd. hôp. » Paris, 13 octobre 1911.

Jeune soldat qui entre à l'hôpital militaire de Versailles le 6 avril pendant l'après-midi. Père mort de rhumatismes avec complications cardiaques. Mère, 3 frères, 3 sœurs en bonne santé.

Le 5 avril il entre à l'infirmerie pour angine et déglutition douloureuse. T. R. = 38°. Le soir il est pris de céphalée, la température s'élève ; il se plaint de la gorge. Deux de ses camarades du même escadron ont la scarlatine. On l'évacue à l'hôpital.

A son entrée, température élevée ; gorge et langue rouges ; céphalée, vomissements ; éruption typique sur le cou, la poitrine et la racine des cuisses.

Le 8 avril. — Céphalée et fièvre intenses ; le malade a plusieurs vomissements faciles et un peu de délire nocturne.

9 avril. — Syndrome méningé très caractérisé ; céphalée, vomissements, raideur de la nuque, signe de Kernig, raie méningétique. T. R. = 39°. P. = 60. Le malade est prostré et subdélirant.

10 avril. — Mêmes symptômes. T. R. = 40°. On fait une ponction lombaire ; on retire 20 cc. de li-

quide clair hypertendu, dans lequel surnagent quelques flocons visibles par agitation. La quantité d'albumine est augmentée. Lymphocytose abondante. Pas de microbes.

Après la ponction l'état s'améliore ; mais l'éruption devient plus nette.

On fait une deuxième ponction qui montre encore de la lymphocytose. Les symptômes méningés disparaissent.

On a signalé aussi des réactions encéphalo-méningées au début ou au cours des oreillons, et les cas n'en sont pas très rares. Quand ces accidents surviennent au cours d'oreillons confirmés, ils débutent brusquement et atteignent d'emblée leur intensité maxima : mais dans tous les cas observés, la poussée parotidienne fut particulièrement légère. Dans d'autres cas le syndrome méningé apparaît comme un symptôme des oreillons au même titre que la fluxion parotidienne ou la fluxion testiculaire. M. Laplanche, dont nous citons plus bas deux observations, dit avec raison : « Certains états méningés peuvent faire partie de la symptomatologie des oreillons au même titre que la fluxion testiculaire ou la fluxion parotidienne. Ils peuvent même constituer apparemment toute la manifestation ourlienne. » Dans ce dernier cas il semblerait qu'on a affaire à une méningite cérébro-spinale.

OBSERVATION

Etats méningés symptomatiques d'oreillons frustes

Par M. LAPLANCHE

« Province Médicale », 18 octobre 1913

Le 5 avril au soir, le cavalier L..., entré le matin à l'infirmerie pour courbature fébrile, était pris d'une céphalée violente lui arrachant des cris, des vomissements faciles et instantanés, de rachialgie avec raideur du cou. La température marquait 38°5. Pouls = 60. A l'hôpital, où L... est évacué, les vomissements cessent, bien que la température continue à s'élever jusqu'à 39°. Mais les symptômes graves s'amendent vite, en sorte qu'après 48 heures d'observation le malade est mis dans la salle commune des fiévreux. La température décroît en lysis pour tomber au-dessous de 37° le 10. Quatre jours plus tard, c'est-à-dire neuf jours après le début des accidents méningitiques, a lieu une brusque élévation de température, qui cède le lendemain matin avec l'épanouissement d'une belle orchite manifestement ourlienne. Or, le malade interrogé ne garde pas le moindre souvenir de douleur, de gêne, de gonflement au niveau de ses parotides.

Dans cette observation, la fluxion parotidienne a été remplacée par un état méningé, que Laplanche considère comme *l'équivalent symptomatique* de la parotidite ourlienne.

Dans l'observation suivante, nous allons voir que la réaction encéphalo-méningée est le seul symptôme des oreillons.

OBSERVATION

Par M. Laplanche

« in Province Médicale », 18 octobre 1913.

Le 11 mars dans la soirée, le dragon L..., ouvrier tailleur, est pris brusquement, en pleine santé et sans cause apparente, de céphalée et de vomissements. Le 12 il reste couché toute la journée, continuant à souffrir de la tête et à vomir tout ce qu'il essaie de prendre. Le 13 au matin, il vient à la visite médicale, se plaignant de migraine, de vomissements et de grande fatigue. Température axillaire = 37°8. Admis à l'infirmerie il rejette dans la journée tout ce qu'on lui donne à boire. Le soir, température = 38°2. Dans la nuit, des vomissements bilieux et finalement porracés, surviennent sans nausées, se font sans efforts pénibles. Le 14, à la visite du matin, on note T. = 38. Pouls = 60.

Céphalée croissante, raideur de la nuque et des membres inférieurs. L... est envoyé d'urgence à l'hôpital.

Le 15, accentuation des phénomènes précédents. Kernig très net. Etat alarmant. On fait une ponction lombaire qui donne issue sous faible pression à un liquide céphalo-rachidien purulent dont l'examen cytologique donne lieu aux constatations sui-

vantes : après centrifugation, culot légèrement
rosé, abondant. Polynucléose, absence de diplocu-
ques. Précipito-réaction négative. Culture sur gélose ascite stérile après 20 heures. On a fait une injection de sérum antiméningococcique après la
ponction (30 cc.).

Le 16, grosse amélioration, sédation véritable-
ment surprenante des symptômes les plus inquié-
tants. Une nouvelle ponction de sérum antiméningococcique (25 cc.) Le soir, T. = 38°2. Le 17, dé-
fervescence nettement accusée. T. 37°2. Relèvement
du pouls.

Le 18, d'une troisième ponction on retire difficilement quelques gouttes de liquide eau de roche.
Troisième et dernière injection de sérum (20 cc.).

Dès lors on ne note plus qu'un léger état fébrile
entre 37° et 37°5, la persistance d'un Kernig atténué et l'apparition d'un herpès labial.

Le 21, une apyrexie définitive marque la fin
des accidents aigus.

En présence de tels symptômes, il était naturel
de penser à une méningite cérébro-spinale. Mais
outre que la précipito-réaction était négative, on
ne signalait dans le régiment aucun cas de méningite cérébro-spinale. Il fallait remonter à quatre
ans en arrière pour en découvrir un cas isolé. On
pensa donc à un syndrome méningé, unique manifestation d'une infection générale. Restait à découvrir cette infection. Or, justement dans le régiment où L... faisait son service, et même dans
l'atelier où il travaillait, s'étaient déclarés quelque temps auparavant, un certain nombre de cas

d'oreillons. Il était donc logique d'attribuer la réaction encéphalo-méningée à l'infection ourlienne, dont elle avait été le seul symptôme apparent, à l'exclusion de la parotidite et de la fluxion testiculaire elles-mêmes.

Des réactions méningées ont été aussi signalées au cours du paludisme ; mais les cas sont excessivement rares. Nous avons relevé et résumons ici une observation de J. Simon. Il s'agit d'un petit garçon de deux ans et demi qui présentait des vomissements, de la céphalée, des convulsions et qui quelques jours plus tard tomba dans un coma presque complet. Ces phénomènes étaient apparus brusquement, sans que rien puisse les expliquer. On eut l'idée de lui donner 0 gr. 70 de quinine par 24 heures. Peu à peu l'intelligence revint et brusquement tous les symptômes disparurent. Deux ou trois mois après le petit malade fut pris des mêmes accidents et fut guéri radicalement par le sulfate de quinine.

J. Simon attribua ces réactions méningées au paludisme qui sévissait dans le quartier où habitait le petit malade. Quoique la ponction lombaire n'ait pas été faite, il est permis d'admettre qu'il s'agissait d'une réaction encéphalo-méningée d'origine paludéenne, et que tout comme les maladies infectieuses et parasitaires, le paludisme peut donner naissance à de véritables états méningés.

On a encore noté des réactions encéphalo-méningées au cours du zona. Elles se présentent surtout pendant l'été et frappent de préférence les jeunes sujets. Nous en résumons ici une observation.

OBSERVATION
Méningite zonateuse tardive dans un cas de zona ophtalmique
Par MM. Chauffard et Rendu
« Soc. Méd. hôp. » Paris, 8 février 1907

Femme de 38 ans. Entre à l'hôpital pour céphalée et douleurs violentes de toute la partie gauche de la face. Elle présente de la tuberculose dans ses antécédents héréditaires. Elle a eu la rougeole, la coqueluche et une typhoïde dans sa première enfance. Vers 30 ans une bronchite sérieuse ayant laissé un sommet gauche un peu induré.

La maladie actuelle a débuté par un frisson unique et prolongé. Puis est apparue une sensation de cuisson et de tiraillement au niveau de la face ; le nez et la joue gauche sont rouges et tuméfiés. Les frissons se reproduisent, la céphalée et les douleurs s'accentuent.

Puis apparaissent de petites vésicules claires au niveau de la narine droite et l'éruption se généralise à la face à droite et à gauche. P. = 75. T. R. = 37°2.

Rien aux reins, à l'appareil digestif, et au système nerveux. On fait une ponction à cause de la céphalée. Le liquide est absolument normal.

Alors apparaît de la roideur de la nuque. Pas de Kernig. P. = 56. Seconde ponction avec lymphocytose abondante. Le soulagement est très net.

Troisième ponction montrant toujours de la lymphocytose. Guérison.

Les infections d'origine otique provoquent aussi des méningites aseptiques, beaucoup plus fréquemment qu'on ne le pensait autrefois. C'est surtout au cours des graves lésions auriculaires qu'elles apparaissent. Passot, dans sa thèse, a divisé les réactions encéphalo-méningées d'origine otique en deux classes :

1° Les états méningés caractérisés simplement par de l'hypertension du liquide céphalo-rachidien normal et auxquels il donne le nom « d'états hypertensifs » ;

2° Les méningites vraies aseptiques avec leucocytose ou polynucléose.

D'après MM. Lecène et Bourgeois, les états hypertensifs se rencontrent de préférence chez les jeunes sujets, surtout dans la deuxième enfance.

Quant aux méningites aseptiques elles apparaissent à n'importe quel âge ; elles compliquent les affections chroniques ou subaiguës de l'oreille, la labyrinthite postérieure localisée d'Alexander, les méningites vraies d'origine otique.

OBSERVATION
(in thèse PASSOT, 1913)

D... (Jules), 23 ans, entre dans le service de notre maître M. Lombart, à l'hôpital Laennec, le 2 octobre, pour une otite bilatérale dont le début est très ancien. Il existe de la céphalée, de la somnolence ; signe de Kernig ; la ponction lombaire montre un liquide normal. Rien à l'examen de l'oreille.

Opération : Trépanation de la mastoïde droite ; on trouve l'antre et les cellules mastoïdiennes spontanément évidés par un cholestéatome fétide ; le sinus latéral procident est couvert de fongosités; mais il bat et se remplit aisément. La dure-mère cérébrale mise à nu au niveau du toit de l'antre, apparaît normale.

Les jours suivants, la somnolence devient invincible ; l'inappétence est complète, le malade maigrit et se cachectise ; on constate un nystagmus marqué du côté de l'oreille droite. Ce nystagmus est modifié de sens par irrigation de la cavité opératoire à l'eau froide, on pense ainsi à un abcès cérébelleux.

Le 9 novembre, incision de la dure-mère rétrosinusienne ; évacuation d'un abcès cérébelleux contenant un verre à Bordeaux de pus verdâtre non fétide.

Le jour qui suit l'opération, le malade sort de son état de somnolence et semble sur la voie de guérison.

Le 12 décembre, reprise de la céphalée et de la somnolence ; le nystagmus réapparaît, dirigé du côté de l'oreille gauche ; paralysie faciale du côté droit ; pas de Kernig. T. R. = 38°. On croit à une reprise de la suppuration.

Ponction lombaire : liquide clair en hypertension contenant en assez grand nombre des éléments figurés, en majorité des lymphocytes ; albumine en excès, pas de sucre, pas de microbes à l'examen direct et à la culture; après la ponction la céphalée s'amende, et la guérison s'effectue en deux ou trois jours.

D'autres maladies infectieuses, la fièvre de Malte par exemple, sont capables de produire des réactions encéphalo-méningées. Souleyre a même décrit une forme méningée de la fièvre de Malte. En un mot, toutes les infections peuvent en produire et Macé en a même signalé un cas au cours de la vaginite blennorrhagique chez une hystérique.

Enfin, un grand nombre de causes, autres que les maladies infectieuses, peuvent provoquer des réactions encéphalo-méningées. Le coup de chaleur par exemple, dont Trémollières et Tourraine, Dopter et bien d'autres auteurs ont publié de nombreuses observations. Nous en résumons une de MM. de Massary et C. Lian.

OBSERVATION
Insolation, syndrome méningé. Ligne blanche

Par MM. de Massary et C. Lian

« Soc. Méd. hôp. » Paris, 15 février 1907

Homme, 26 ans, forgeron, vigoureux. Rien dans les antécédents. Le début de la maladie se fait par une céphalée sourde au front, à la région temporale et à la nuque, à la suite d'un travail en plein soleil. Perte de l'appétit, courbature, asthénie ; puis apparaissent des vomissements sans constipation. État de prostation marquée ; les vomissements cessent. Rien aux viscères ; réflexes normaux. Hyperesthésie cutanée très douloureuse. Phénomène de la ligne blanche. Après avoir promené rapidement et superficiellement le doigt sur la peau de l'abdomen, nous voyons apparaître au bout de 15 à 20 secondes, une raie blanche de 1 cm., 5 à 2 cm. de largeur ; les contours n'ont jamais été marqués par une zone rose. Cette raie est encore légèrement visible au bout de 4 minutes. T. R. = 38°5, 39°7. P. = 80. Hypotension, 15 au sphygmomanomètre de Potain. Pas de sucre ni d'albumine. Ponction : liquide clair, incolore, pas de coagulum fibrineux, pas d'éléments figurés.

Les symptômes vont en rétrocédant, mais la ligne blanche persiste. Une deuxième ponction faite dix jours après ne montre rien de particulier.

On peut supposer que les phénomènes méningés proviennent directement du coup de chaleur ; et il ne semble pas qu'il s'agisse de la forme pseudo-méningitique de l'insuffisance surrénale décrite par Sergent. La chaleur peut intéresser de prime abord les centres nerveux et agir presqu'exclusivement sur eux.

Certaines hémorragies développées dans « les zones muettes » de l'hémisphère « peuvent donner lieu à un syndrome méningé subaigu capable d'en imposer pour une méningite, non seulement par leurs caractères chimiques, mais encore par les réactions cytologiques qu'elles déterminent dans le liquide céphalo-rachidien » (Claude et Verdun). Ce sont surtout les hémorragies qui siègent au niveau de la région rétrolenticulaire ; les réactions méningées peuvent même complètement masquer l'évolution et les symptômes de l'hémorragie, d'où les erreurs de diagnostic. Il en est de même des abcès du cerveau.

Les traumatismes violents, qu'ils portent sur la boîte cranienne ou en tout autre point du corps peuvent donner lieu à des réactions encéphalo-méningées. Nous avons eu tout dernièrement l'occasion d'observer dans le service de M. le professeur J. Courmont le cas suivant :

OBSERVATION

(Personnelle)

T..., 20 ans, terrassier. Entre à l'hôpital le 16 novembre 1913. Est apporté sur un brancard après une perte de connaissance.

L'interrogatoire est difficile ; le malade répond avec mauvaise volonté.

Sa mère est morte albuminurique. Il ne sait pas ce que sont devenus son père ainsi que un frère et une sœur.

Il a toujours eu une bonne santé. Pas de syphilis ni d'éthylisme. Il s'enrhume très facilement mais n'a jamais eu de pleurésie ni d'hémoptysies.

Le 11 novembre il tombe d'un échafaudage d'une hauteur de 6 mètres sur le dos. Il perd aussitôt connaissance et ne se réveille que chez lui. Il ne peut dire combien de temps a duré cet état. Quand il se réveille il est pris de céphalée et de vomissements.

Trois jours après il se sent mieux, se lève, et va trouver son médecin.

Le 15 novembre il perd de nouveau connaissance et tombe sur le sol. Il ne se rappelle rien et ses souvenirs ne reprennent que depuis sa rentrée dans le service.

Il se rappelle du moment de la chute. Celle-ci n'a pas été précédée d'une aura.

A l'examen : pas de coma ; pas de perte de matières ni d'urine ; pas de traces de morsure de langue.

Céphalée localisée à gauche du front. Constipation opiniâtre ; le malade n'est pas allé à la selle depuis six jours.

C'est un homme vigoureux qui n'a pas présenté d'amaigrissement.

Il est couché en chien de fusil et présente un peu de photophibie.

Rien aux poumons ni au cœur. L'abdomen est souple. Le foie et la rate sont normaux.

Un peu de Kernig ; celui-ci est peut-être en rapport avec le traumatisme reçu dans le dos.

Pas de raideur de la nuque. Pas de convulsions ni de contractures. La sensibilité est intacte. Pas de raie méningitique.

Pas de douleur à la pression des cuisses et des globes oculaires.

Réflexes rotuliens sont exagérés.

P. = 62. T. R. = 38°2.

Le 17 novembre, le malade va bien mieux ; la céphalée a beaucoup diminué. Il est allé à la selle après administration d'un lavement. T. R. = 37°4.

Puis le malade guérit.

On n'a pas pratiqué de ponction lombaire. Quoiqu'il en soit il semble bien qu'on ait eu affaire à un état méningé lequel a été provoqué par le traumatisme.

Escande, dans la *Gazette des hôpitaux* du 30 janvier 1913, a publié le cas d'une syphilitique, qui, après une injection de néo-salvarsan, présenta une réaction encéphalo-méningée typique, avec liquide céphalo-rachidien clair, limpide, à peine hypertendu. Escande l'attribue à l'action du néo-salvarsan. Ces faits pourraient, ce nous semble, être classés parmi les réactions encéphalo-méningées d'origine toxique.

Enfin, MM. Sicard et Salin ont démontré que, lorsque l'on injecte dans les espaces sous-arachnoïdiens soit du sérum de cheval, soit du sérum anti-méningococcique ou autre, on provoque des réactions diapédétiques très vives, accompagnées ou non de réaction thermique, de céphalée, de vomissements, etc., en un mot on se trouve en présence d'une véritable réaction encéphalo-méningée. Ces auteurs ont publié l'observation d'un homme de 40 ans qui présentait tous les symptômes d'une méningite cérébro-spinale. On lui fit plusieurs injections de sérum anti-méningococcique, et à la quatrième, la température monta à 39°3, la céphalée devint plus forte, la rachialgie très pénible. Puis tout rentra dans l'ordre. La ponction lombaire avait donné un liquide trouble avec culot très abondant de polynucléaires intacts pour la plupart, pas de méningocoques. On fit une nouvelle ponction quelques jours après, et on trouva un liquide clair avec lymphocytose abondante. Puis, comme tous les symptômes méningés n'avaient pas disparu, on injecta 20 cc. de sérum.

4 heures après l'injection, apparut une céphalée très intense, avec rachialgie et douleurs dans les membres inférieurs. T. R. = 40°2. Le Kernig est très marqué. La ponction lombaire montre à ce moment une polynucléose très abondante, à polynucléaires intacts, quelques hématies et 7 à 8 p. 100 d'éosinophiles. Tout rentre dans l'ordre.

15 jours après le malade ayant présenté une légère élévation thermique et une reprise des symptômes méningés on lui fit une nouvelle injection de 8 cc. de sérum. La réaction générale fut plus violente encore que pour les autres injections et dura 48 heures. La ponction lombaire montra un liquide très louche, jaune avec de très nombreux polynucléaires et 20 p. 100 d'éosinophiles. Le malade guérit.

En résumé, chaque injection de sérum produisait une réaction méningée, 4 heures environ après chacune d'elles, avec maximum d'intensité 12 à 18 heures après. Tout cessait en 48 heures.

Il en est de même des injections intrarachidiennes de stovaïne dans la pratique de la rachistovaïnisation. MM. L. Pautrier et Simon ont présenté à la Société médicale des hôpitaux de Paris, le 22 novembre 1907, une femme de 27 ans, qui vint se faire opérer de verrue plantaire infectée. On lui fit une injection de 7 centigrammes d'une solution au 1/10 de stovaïne. Le lendemain position en chien de fusil, prostration, raideur de la tête et du cou, Kernig et vomissements, incontinence d'urines et des matières fécales. Réflexes normaux, sensibilité intacte. T. R. = 39. P. = 110.

Ponction : liquide louche avec culot abondant ; polynucléose très forte avec éléments intacts ; pas de microbes.

Les symptômes vont en régressant et disparaissent en 2 jours. On voit alors apparaître un zona au niveau de la face, et à ce moment, la ponction lombaire montre un liquide clair, limpide, absolument normal. La guérison est complète 8 jours après.

Enfin, on ne peut passer sous silence ce que les anciens appelaient le méningisme hystérique. Nous avons vu, au début de ce chapitre, que l'hystérie est une cause favorisante du méningisme, car elle crée une sensibilité spéciale des couches corticales sous-méningées. Il est des cas cependant, où le méningisme est d'origine purement hystérique.

Il se développe alors sous l'influence des causes les plus variées, telles que les causes psychiques (émotions vives, colère, peines, contrariétés, etc., etc.).

Telles sont les diverses causes pouvant provoquer des réactions encéphalo-méningées. Nous allons maintenant passer à l'étude de la symptomatologie.

Symptomatologie

Nous avons dit au début de ce travail, que la symptomatologie des réactions encéphalo-méningées ressemblait à celle de la méningite tuberculeuse. Il y a cependant quelques différences ; c'est ainsi que la phase prodromique si importante qui constitue la première période de la méningite tuberculeuse, est le plus souvent absente au cours des réactions encéphalo-méningées ; toutefois on a pu voir quelques prodromes vagues tels que changement de caractère et malaises fugaces, lesquels ont été signalés au cours du méningotyphus. Ajoutons que ces prodromes se retrouvent dans la typhoïde sans complications méningées.

Le début est ordinairement brusque et ressemble plutôt à celui de la méningite cérébro-spinale. Comme dans le cas de MM. Trémollières et Touraine, c'est au moment où le malade se baisse pour mettre du charbon dans sa machine, qu'il est pris d'une céphalée intense. Ce début peut se faire aussi soit par une élévation brusque de température, ou un frisson violent ; on peut même observer des douleurs répétées, soit orbitaires, soit mastoïdiennes, de la rachialgie, des vertiges, des éblouissements, et même, comme dans le cas de

MM. Widal et Weill, une amaurose transitoire ayant duré plus de 24 heures. La température peut monter au-dessus de 39° et arriver jusqu'à 41°, alors que le pouls reste dans les environs de 78 à 100.

Les convulsions peuvent aussi ouvrir la scène comme dans le cas de méningisme vermineux signalé par Devaux ; une petite fille de trois ans fut prise subitement de convulsions toniques, de trismus et de raideur de la nuque, interrompus par quelques convulsions classiques (mâchonnement, grincement de dents). Enfin, il faut signaler les vomissements très fréquents à cette période.

A cette phase de début succède la période d'excitation avec ses symptômes habituels. La céphalée est très violente, tenace et rebelle ; quelquefois généralisée, elle est le plus souvent localisée à la région frontale, plus rarement à l'occiput ; elle empêche tout travail et est accrue par les changements de position. C'est rarement une céphalée en casque. Les malades la définissent de diverses façons ; les uns disent qu'ils ont la sensation de constriction cérébrale ; à d'autres il semble que leur cerveau vient buter contre la boîte crânienne à chaque pulsation. Elle va sans cesse en augmentant et ne s'atténue qu'après la disparition de tous les autres phénomènes méningés ; quelquefois même elle persiste très longtemps.

Le délire s'observe aussi dans quelques cas, et peut s'accompagner de convulsions. Quelquefois il présente un caractère particulier : c'est un délire d'action avec convulsions, suivi de coma, ressemblant à une attaque de grande hystérie. Une fois sortis de ce coma, les malades ne reconnaissent plus personne et rient aux éclats. D'autres récitent des passages d'auteurs (Lamouroux). Cependant au lieu de délire, on observe parfois un état d'indifférence absolue, de l'hébétude, de la somnolence, un demi-coma, ou encore plus rarement un coma complet. Ce coma précoce serait, d'après certains auteurs, un signe important, car il permet de faire le diagnostic entre les états méningés et la méningite vraie dans laquelle il n'apparaîtrait que plus tardivement.

Les vomissements manquent rarement. Ce sont des vomissements à type cérébral, sans efforts, alimentaires ou muqueux, plus ou moins teintés de bile.

La constipation est opiniâtre, rebelle à tout traitement. Elle est de nature spasmodique. Cependant, dans les réactions encéphalo-méningées de la fièvre typhoïde, la constipation est le plus souvent remplacée par de la diarrhée et s'accompagne de douleurs abdominales diffuses, ou localisées au-dessous de l'ombilic (MM. Collet et Lesieur).

Les contractures portent sur certains groupes musculaires. Le ventre est rétracté, déprimé ; c'est le ventre en bateau. Cependant ce symptôme est souvent absent (Collet et Lesieur). Les mâchoires peuvent être contractées et on a signalé du trismus. L'attitude est en chien de fusil, on trouve de la raideur de la nuque et des membres et enfin du

Kernig; mais celui-ci est moins fréquent que dans les méningites vraies. On note enfin des crampes, des soubresauts de tendons, du rire spasmodique et des grimaces.

Les troubles oculaires consistent en strabisme soit convergent, soit externe (Comby) ; il y a de la photophobie et de l'inégalité pupillaire ; celle-ci manquerait dans les réactions encéphalo-méningées se produisant au cours des pneumonies du sommet droit. Le nystagmus est rare. On a signalé aussi de la déviation conjuguée de la tête et des yeux (Devaux) et de l'amaurose surtout chez l'adulte. Lanceraux la signale cependant chez un enfant de 11 ans, qui, après une scarlatine, fit une hydropisie généralisée avec phénomènes de méningisme. On a enfin décrit de la diplopie, de l'épiphora, du syosis et au contraire de la mydriase au cours des oreillons. MM. Collet et Lesieur ont attiré l'attention sur un signe qui est très rarement absent et qui consiste dans la douleur provoquée par la pression sur les globes oculaires.

L'hyperesthésie cutanée est un phénomène presque constant. De même la raie méningitique. On ne note pas d'alternatives de rougeur et pâleur du visage décrites par Bouchut dans les méningites vraies.

D'après MM. Collet et Lesieur la pression des apophyses épineuses cervicales et dorsales seraient assez souvent douloureuses.

La respiration peut être très accélérée, mais régulière.

D'après Comby il n'y aurait jamais de modifications du pouls. On le voit quelquefois ralenti sans que ce ralentissement soit jamais bien considérable. D'après Hutinel il serait au contraire inégal et irrégulier au début et s'accélèrerait à la fin de la maladie ; il pourrait alors monter jusqu'à 130.

La fièvre existe dans presque tous les cas ; elle peut être explicable par l'état infectieux cause de la réaction encéphalo-méningée. Cependant elle existe dans le méningisme hystérique et dans celui d'origine toxique. Si le cas est mortel elle peut s'élever quelques heures avant la mort. Elle baisse au contraire au moment de la guérison. Elle est ordinairement peu élevée et oscille entre 38°5 et 39°.

Les réflexes tendineux sont soit normaux, soit exagérés. On a vu le réflexe rotulien aboli (Lafforgue). Dans certains cas on a trouvé le signe de Babinski et le réflexe de Brudzinsky. On a signalé aussi le réflexe contralatéral de flexion du membre inférieur décrit par Guillain : « Lorsque, le malade étant couché sur le plan du lit et les membres inférieurs dans l'extension, on exerce un pincement, une compression du muscle quadriceps fémoral entre le pouce et les quatre autres doigts, on détermine du côté opposé un mouvement réflexe brusque de flexion de la cuisse sur le bassin de la jambe, sur la cuisse, et une abduction de tout le membre. » Il peut être soit uni, soit bilatéral. Il est indépendant de l'état des réflexes tendineux et du réflexe plantaire, et on peut le provoquer dans les états comateux. Grâce à lui on peut faire le diagnostic de réaction méningée avant la ponction lombaire. Il diminue d'intensité et disparaît quand les phénomènes méningés s'amendent. C'est un très bon signe de réaction méningée.

Les urines sont souvent rares et foncées, quelquefois au contraire abondantes et claires. Les premières se retrouvent plutôt dans les réactions encéphalo-méningées d'origine infectieuse, les secondes dans celles d'origine toxique. Dans l'hystérie on observe quelquefois l'inversion de la formule aes phosphates. Enfin, au début on trouve de la rétention et ultérieurement de l'incontinence (Collet et Lesieur).

Signalons enfin quelques autres symptômes, tels que des paralysies, sous forme de monoplégie ou d'hémiplégie.

Après cette période d'excitation peut survenir une phrase de dépression, caractérisée par le calme, la respiration irrégulière, le pouls rapide et inégal, les paupières mi-closes, les globes oculaires déviés. Mais le plus souvent, les symptômes d'excitation disparaissent subitement après la ponction lombaire, et le malade guérit, sans passer par la phase de dépression.

Malgré ces symptômes alarmants, l'état général reste bon.

Enfin, à côté de tous ces signes propres à la réaction méningée, on trouve ceux de la maladie qui lui a donné naissance.

Mais dans la plupart des cas on ne trouve pas tous ces signes, au complet. Le plus souvent, en effet, on observe seulement quelques symptômes tels que la céphalée, la raideur de la nuque, les vomissements à des degrés d'intensité variable. La céphalée est l'un des symptômes le plus fréquemment observé. On se trouve en présence pour ainsi dire d'une ébauche de méningite vraie.

Enfin, il est des cas où la symptomatologie fait absolument défaut. La réaction méningée ne se révèle cliniquement par aucun signe. Seule la ponction pourra la mettre en évidence. Ce sont les méningites latentes que nous avons signalées au chapitre précédent.

Au point de vue clinique nous pourrons donc observer trois formes de réactions méningées :

a) Dans la première on aura tous les symptômes de la méningite ou tout au moins un très grand nombre ;

b) Dans la seconde on rencontrera seulement un ou deux signes cliniques de méningite, et les plus fréquemment observés sont la céphalée et la raideur de la nuque ;

c) La troisième forme est constituée par les *méningites latentes*, qu'aucun signe clinique ne révèlera, mais qui sont mises en évidence par la ponction lombaire.

Anatomie pathologique

C'est une question encore à l'ordre du jour, et assez difficile à résoudre. Il est en effet assez rare de voir mourir des gens atteints de réactions encéphalo-méningées. La guérison est la terminaison habituelle de cette maladie. Dans les quelques cas où la vérification anatomique a pu être faite, voici les faits que l'on a observé.

La circulation encéphalique a été profondément troublée. Les sinus et les vaisseaux sont gorgés de sang ; les veines pie-mériennes sont distendues, et la substance grise des circonvolutions participe à cette congestion passive. Souvent aussi on note un œdème sous-arachnoïdien extrêmement net. L'encéphale baigne dans un liquide séreux et transparent et les ventricules sont distendus. En un mot il y a congestion.

D'après Bouchut il y aurait en plus congestion de la papille ou de la choroïde, s'accompagnant ou non de réplétion des veines de la rétine, visible à l'examen du fond d'œil.

Cette congestion des méninges peut être considérée comme le premier pas vers la méningite vraie. Elle peut être intense et entraîner la mort. C'est à cause d'elle que Bouchut donna à ce qu'on

appelait les pseudo-méningites le nom de *Névroses congestives*. Il y a simplement des altérations
vasculaires soit passagères et légères, ou au contraire, pouvant donner lieu à de redoutables conséquences.

Quelquefois, comme nous le disions plus haut,
on peut trouver de l'œdème des méninges. Tantôt
c'est un œdème simple avec un peu d'infiltration
sanguine par places ; tantôt on observe des éléments blancs dans les mailles de l'œdème, ce qui
témoigne d'une réaction inflammatoire. Ce dernier aspect a été nommé par MM. Laignel-Lavastine et R. Voisin « Stade séreux des méningites aiguës ». L'infiltration leucocytaire est surtout
abondante au niveau des vaisseaux spinaux-pos-
térieurs, des racines postérieures et des culs-de-sacs
ganglionnaires rachidiens.

On a trouvé quelquefois (Tinel et Gastinel), surtout dans les états méningés des tuberculeux, une
sclérose assez considérable des méninges, sans lésions inflammatoires. Celle-ci s'est-elle produite
pendant le court laps de temps qu'a duré la réaction encéphalo-méningée, ou bien lui était-elle
antérieure ? « C'est une sclérose diffuse, souvent
beaucoup plus marquée au niveau de l'entrée des
sillons et ne s'accompagnant jamais d'endartérite;
les vaisseaux sont sains bien que le tissu sclé-
reux se tasse souvent contre leurs parois » (Tinel
et Gastinel). Ces caractères montrent bien qu'il
n'existait aucune lésion du côté de l'encéphale, et
que l'infection portait son action sur les méninges

seules. Ce sont des infections qui lèchent les méninges, disait Lasègue. Mais dernièrement, MM. Laignel-Lavastine et R. Voisin découvrirent des lésions des cellules pyramidales. Aussi proposèrent-ils l'expression de *Réactions Encéphalo-méningées*, expression qui indique très bien la participation de l'Encéphale. Ce sont des modifications très légères il est vrai, qui cependant en l'absence de lésions des méninges, suffisent à expliquer les symptômes observés.

MM. Nobécourt et R. Voisin ont signalé la chromatolyse, l'excentricité, ou encore l'apparence floue du noyau. En plus la cellule peut prendre un aspect globuleux ; il existe quelquefois de la neuronophagie. Ces faits furent observés au cours de broncho-pneumonies compliquées de réactions encéphalo-méningées.

D'autre part, dans les cas où les symptômes méningés avaient manqué, les cellules pyramidales étaient saines alors que les méninges portaient des altérations inflammatoires. Cela démontre que « les manifestations cliniques des méningites, sont, au début tout au moins, fonction de l'altération des cellules nerveuses, bien plus que des méninges elles-mêmes » (Bousquet).

Pathogénie

La pathogénie des réactions encéphalo-méningées a été diversement expliquée. Depuis le jour où Hutinel eut l'idée de les attribuer aux toxines microbiennes, la question a passé par diverses phases. Pour plus de commodité, nous suivrons dans cette étude le plan que nous avons adopté pour celle de l'étiologie.

Nous diviserons donc les réactions encéphalo-méningées en :

1° Réactions encéphalo-méningées d'origine infectieuse ;

2° Réactions encéphalo-méningées d'origine toxique ;

3° Réactions encéphalo-méningées d'origine indéterminée ;

4° Réactions encéphalo-méningées d'origine réflexe et autres.

1° *Réactions d'origine infectieuse.* — Bouchut le premier crut qu'il s'agissait d'une *névrose congestive* de l'encéphale, due à l'hyposthénie des capillaires par paralysie des vasomoteurs.

La congestion suffirait à elle seule à provoquer les symptômes observés, et elle serait toujours d'origine réflexe. Quant au point de départ du réflexe

Bouchut le place dans l'état morbide lui-même sans rien préciser. Il admet en plus l'existence d'une pseudo-méningite primitive sous la dépendance d'un trouble fonctionnel primitif du sympathique céphalique.

Hutinel eut le premier l'idée d'accuser les toxines microbiennes de provoquer tous les troubles, et voici comment il l'explique. D'après lui « les phénomènes méningés sont l'expression pure et simple de l'irritation de l'écorce cérébrale. Cette excitation peut être due à un trouble plus ou moins durable de la circulation pie-mérienne ; elle peut se produire à la suite des intoxications par les poisons minéraux et à la suite des toxémies d'origine microbienne. » Nous avons déjà vu qu'à l'autopsie, on trouve une congestion intense des méninges et de l'encéphale, signalée par Bouchut, et quelquefois même un œdème sous-arachnoïdien très net. Les centres baignent dans le liquide céphalo-rachidien et les ventricules sont distendus. Ce sont ces modifications qui provoquent les accidents. Or on sait que pendant les infections les toxines peuvent circuler dans le sang et de plus que ces toxines sont des agents très actifs de vaso-dilatation. C'est donc grâce à elles que se produirait la stase sanguine au niveau de l'encéphale et par suite la transudation du sérum. Les toxines porteraient leur action sur le système nerveux à cause de l'hérédité névropathique, de la vulnérabilité spéciale de l'encéphale chez les enfants. Mais, comme nous l'avons déjà dit, ces causes ne sont pas toujours présentes. Il faut alors compter sur le hasard.

Jansen (1897) dit qu'il s'agissait de méningites atténuées. Enfin, Merkens et Brieger accusent de nouveau les toxines : ce sont des méningites toxiniennes et les toxines filtrent à travers les méninges. Peters, qui étudia les réactions encéphalo-méningées d'origine auriculaire, dit que l'infection otique s'accompagne de *fluxion collatérale*, et que « la production du liquide dans les espaces sous-arachnoïdiens n'est qu'un œdème collatéral périotique analogue à l'œdème qui existe dans le voisinage d'un anthrax » (Passot). C'est la théorie de l'*Œdème collatéral périotique* des Allemands. Pour M. Passot « il s'agit de phénomènes généraux liés à une toxhémie dont le point de départ est l'oreille malade ». On trouve souvent, au cours des réactions encéphalo-méningées d'origine otique, une congestion intense des méninges avec plaque de méningite localisée au niveau du rocher. Les microbes, en pareil cas, restent confinés dans une zone localisée, mais ils sont capables, sans doute par leurs toxines, de provoquer à distance une inflammation diffuse, se traduisant soit par de la polynucléose, soit par de la lymphocytose. L'absence de microbes dans un exsudat méningé n'implique donc pas nécessairement l'asepsie du processus. Ceci peut être aussi applicable à toutes les réactions encéphalo-méningées d'origine infectieuse. Quant à la présence des éléments figurés dans le liquide céphalo-rachidien, elle est expliquée par les recherches d'Arloing,

Chauveau et Charrin, qui ont montré que les toxines microbiennes peuvent provoquer les phénomènes diapédétiques et les manifestations chimiques
de l'inflammation.

Dans les septicémies telles que la fièvre typhoïde on trouve une infection sanguine et aussi des
lésions rénales. M. Sacquépée attribue une grande
importance à ces dernières dans la production des
états méningés. Il y a infection intense et généralisée, intoxication consécutive et rétention anormale des produits toxiques. « Les toxines des microbes (streptocoque, bacille d'Eberth, entérocoque,
que, pneumocoque) ont une grande affinité pour
les centres nerveux. De plus les reins fonctionnant
mal, les déchets retenus dans l'organisme ont une
tendance bien connue à provoquer des troubles d'ordre cérébral, cortical ou méningé (urémie cérébrale) » Sacquépée). Ainsi s'explique la production des
états méningés. Sous l'influence des toxines il se
produit dans la cavité sous-arachnoïdienne un
épanchement de sérosité avec diapédèse des éléments blancs, c'est cette hypertension du liquide
céphalo-rachidien qui produit certains symptômes
observés, tels que raideur de la nuque et céphalée
Mais l'hypertension ne paraît ni assez constante,
ni assez marquée dans tous les cas pour que l'on
doive considérer son rôle comme primordial. Elle
est seulement une des nombreuses et variables manifestations de l'irritation méningée qui se produit
à l'occasion d'une infection ou d'une intoxication
quelconque. « Peut-être traduit-elle dans une cer-

taine mesure l'intensité de cette irritation comme le fait d'autre part la lymphocytose, quand elle existe. Mais il nous semble que plus encore que l'état des méninges et du liquide céphalo-rachidien, c'est la prédisposition individuelle qui régit le complexus symptomatique et détermine la gravité apparente des accidents » (Grasset).

Mais en plus de cette production du liquide céphalo-rachidien nous avons vu, au chapitre anatomie pathologique, que les toxines pouvaient produire des lésions des cellules pyramidales de l'écorce. Ces lésions, comme nous l'avons déjà dit, suffisent à expliquer les manifestations cliniques de la méningite.

Dans les états méningés des tuberculeux MM. Tinel et Gastinel ont rencontré assez souvent « une sclérose ancienne des méninges, parfois même des tubercules cicatrisés, alors même que le malade avait présenté quelque temps auparavant une symptomatologie bruyante de réaction encéphalo-méningée ; d'où cette conclusion que la méningite antérieurement touchée par le bacille de Koch était en état d'hypersensibilité ». Les états méningés ne seraient donc que le résultat de processus analogue à celui de la méningite tuberculeuse. Il n'y aurait, d'après Landouzy, entre les deux qu'une différence de degré, de virulence et d'atténuation. Les crises paroxystiques seraient dues à une action toxique ou infectieuse légère, déterminant une réaction violente sans lésions en rapport surtout avec l'état d'hypersensibilité des méninges et des contres sous-jacents. Ce serait un phénomène comparable à celui de l'*anaphylaxie locale*, réalisée symptomatiquement par Gougerot et Salin sur les séreuses articulaires du cobaye. Cependant pour que cette hypothèse ait réellement de la valeur il faudrait découvrir des propriétés toxiques ou infectieuses dans le liquide céphalo-rachidien. Les recherches entreprises dans ce but sont jusqu'à ce jour restées sans résultats.

En résumé nous voyons par ce qui précède que les toxines microbiennes sont seules en cause dans la production des réactions encéphalo-méningées. Ce sont elles qui provoquent l'hypertension du liquide en déterminant la vaso-dilatation des vaisseaux méningés. A cette action pour ainsi dire indirecte s'ajoute l'action directe des toxines sur les centres nerveux. Enfin, il existe d'autres causes telles que les lésions rénales, les lésions syphilitiques antérieures des méninges, l'état névropathique préexistant, la susceptibilité particulière ou l'hypersensibilisation des méninges. Les antitoxines elles mêmes que l'organisme fabrique pour lutter contre le microbe qui est en cause peuvent-elles aussi donner lieu à des réactions encéphalo-méningées.

Peut-être pouvons-nous supposer que dans toutes les maladies infectieuses compliquées d'états méningés, il existe, tout comme dans les infections auriculaires, un foyer méningé où se localisent les microbes et d'où partent les poussées inflammatoires. Stadelmann a montré qu'une méningite localisée circonscrite pouvait provoquer une polynucléose aseptique et Wicart a observé une polynucléose ou une lymphocytose du liquide céphalo-rachidien, dépourvu de micro-organismes au cours de certains abcès cérébraux.

Il peut donc y avoir réaction méningée aseptique contre un processus septique mais localisé. Il arrive même que certains de ces foyers, localisés au voisinage des nerfs, peuvent donner lieu à une symptomatologie spéciale ; ainsi le syndrome de Gradenigo peut être causé par une plaque de méningite localisée à la pointe du rocher, et peut apparaître au cours d'une réaction encéphalo-méningée.

2° Réactions d'origine toxique. — Les poisons exogènes peuvent aussi provoquer des troubles congestifs et des phénomènes diapédétiques au niveau des méninges (observations de MM. Ravaut et Aubourg, de Pautrier et Simon). De même les poisons endogènes, et cela de la même façon que les toxines microbiennes. Ces réactions doivent d'ailleurs être superficielles et on pourrait supposer même, que les poisons n'agissent que sur les portions qui sécrètent le liquide céphalo-rachidien (parois épendymaires et plexus choroïdes).

Comme dans toutes les réactions des séreuses aux toxi-infections, on peut observer d'abord une polynucléose puis une mononucléose quand le processus s'atténue. Dans les cas d'empoisonnement par l'oxyde de carbone, s'agit-il de troubles circulatoires dus à l'asphyxie ou bien d'une réaction des méninges d'ordre toxique ? Pour avoir une réponse absolue, il faudrait faire des expériences ; or celles-ci ont été tentées par MM. Legry et Duvoir ; mais ces auteurs n'ont pas obtenu de résultats. Il est bon de noter cependant que l'oxyde de carbone à lui seul, provoque une congestion intense des centres médullaires et cérébraux.

Enfin, chez les alcooliques, l'alcool parait capable de provoquer des raptus congestifs brusques, passagers, qui, généralement limités à l'écorce, peuvent en certains cas intéresser les méninges internes et se traduire par une polynucléose rachidienne.

3° *Réactions d'origine indéterminée.* — Dans ces cas, la question de la pathogénie est plus embarassante. Mais on y trouve presque toujours un ictère infectieux bénin plus ou moins intense et quelques symptômes d'infection comme l'hyperthermie, et un mauvais état général.

Il paraît donc évident que l'on a affaire à une maladie infectieuse, dont le germe est actuellement inconnu, à une septicémie pouvant léser les organes mais qui semble avoir une prédilection pour les méninges. MM. Widal, Lemierre et Cotoni supposent que le point de départ est peut-être dans le pharynx, car chez plusieurs de leurs malades une pharyngite était apparue dès le début de l'affection.

4° *Réactions d'origine réflexe ou autre.* — Restent les cas où les réactions encéphalo-méningées ne sont pas en rapport avec une infection ou une intoxication. Ce sont les cas de méningisme réflexe où les réactions encéphalo-méningées consécutives à des injections sous-arachnoïdiennes de liquides variables.

L'helminthiase et la coprostase peuvent donner lieu à des états méningés. Or, dans ces cas le tube digestif fonctionne mal et donne naissance à des poisons endogènes qui peuvent agir sur le système nerveux. Ces cas doivent donc être rattachés à ceux d'origine toxique.

Mais comment expliquer les syndromes méningés apparus au cours des hémorragies cérébrales. Ici il n'est plus question ni de toxines ni de poisons. C'est encore par la congestion œdémateuse diffuse provoquée par l'hémorragie que l'on pourra les expliquer.

Quant aux accidents provoqués chez une syphilitique par une injection de néo-salvarsan, l'infection syphilitique ne peut être seule en cause. Dans l'observation d'Escande en effet, on a pu remarquer que chaque injection de néo-salvarsan provoquait de la céphalée et des vomissements, et que la quatrième donna lieu à une réaction encéphalo-méningée. A-t-on affaire à une intoxication par l'arsenic ?

C'est peu probable. Il semble plutôt qu'il y ait eu stimulation d'une méningopathie syphilitique latente par le néo-salvarsan. (Phénomène d'Herxeimer méningé.)

Nous avons vu aussi que l'on pouvait provoquer des réactions encéphalo-méningées par injections

intrarachidiennes de stovaïne ou même de sérum
anti-méningococcique. Sicard fit l'expérience suivante : il inocula de la toxine tuberculeuse à des
chiens dans la région sous-archnoïdienne lombaire,
à la dose de 5 à 30 gouttes dans 10 à 20 centimètres
cubes d'eau stérilisée. 2 chiens sur 5 moururent 3
jours après avec des phénomènes de contracture
généralisée et des symptômes d'irritation spinale.
Un troisième a survécu pendant cinq jours. Les
deux autres ne sont morts qu'après 10 ou 13 jours;
ils présentèrent des symptômes d'excitation et de
dépression, de la titubation et du coma terminal.
Le liquide céphalo-rachidien était trouble avec
beaucoup de lymphocytes. Il existait une congestion pie-mérienne intense, cérébrale et surtout spinale avec dépôts fibrineux mais sans exsudats ni
granulations. La toxine avait disparu du liquide
céphalo-rachidien, car on fit des injections de ce
liquide à des cobayes et on n'obtint aucun résultat.
S'était-elle fixée sur les centres nerveux ? Il est impossible de l'affirmer.

D'après M. Netter, le contact du sérum avec les
méninges saines peut provoquer des lésions inflammatoires. Ce fait est important au point de vue de
la pratique, car cela prouve qu'il ne faut injecter
du sérum que dans les cas où on trouvera du méningocoque. Il ne s'agit pas là seulement de phénomènes d'anaphylaxie ; il y a en plus une réaction
méningo-médullaire et parfois même cervico-mé-
dullaire, qui chez certains sujets indemnes d'érup-

tion sérique serait seule responsable des troubles morbides post-sérothérapiques.

Le défaut d'isotonie de la solution employée pourrait à la rigueur expliquer les accidents qui se sont déroulés. MM. Ravaut et Aubourg ont en effet démontré expérimentalement que l'injection intrarachidienne de liquides non isotoniques suffit à produire de la lymphocytose et même de la polynucléose du sac arachnoïdo-pie-mérien. Mais tous les liquides ordinairement employés soit dans la rachistovaïnisation, soit dans les injections de sérum, sont isotoniques. Peut-on accuser le principe actif du liquide, la stovaïne par exemple ? Kendirdjy dit que « les accidents consécutifs à la période post-anesthésique, relèvent de l'irritation des méninges elle-même provoquée soit par le défaut d'isotonie entre le liquide céphalo-rachidien et le liquide qu'on injecte, soit par l'infection du milieu sous-arachnoïdien, soit par les deux éléments à la fois.» On a en plus observé que les injections sous-cutanées de stovaïne provoquent, chez certains sujets, des réactions œdémateuses se produisant momentanément. MM. Pautrier et Simon pensent qu'il y a à ce niveau des phénomènes chimiotaxiques spéciaux dus à la stovaïne elle-même, et c'est ainsi que l'on pourrait expliquer la polynucléose observée dans certains cas, après rachistovaïnisation.

En résumé, les réactions encéphalo-méningées peuvent s'expliquer par deux théories :

1° *Théorie congestive.* — C'est celle de M. Widal, qui prétend qu'il s'agit d'une congestion péri-

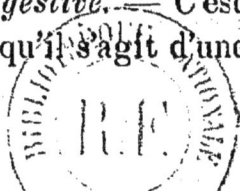

inflammatoire ; c'est une fluxion blanche des méninges. On peut, outre les globules blancs, trouver des hématies, fait qui prouve l'origine congestive du processus.

2° *Théorie toxique.* — La théorie congestive est insuffisante à expliquer tous les faits observés. Les toxines et les poisons jouent un rôle tout aussi important. C'est même, comme nous l'avons vu, la toxine qui produit la congestion. C'est donc par cette théorie que doivent être expliquées les réactions encéphalo-méningées. L'expérience de Sicard suffit à prouver l'importance de ces toxines ; suivant leur abondance et l'intensité de l'infection on se trouvera en présence soit d'un simple état hypertensif, soit d'une réaction encéphalo-méningée avec polynucléose ou leucocytose. La présence de polynucléaires intacts prouve l'asepsie du processus, quoique l'on ait signalé des cas où l'asepsie était certaine et où les polynucléaires étaient avariés et d'autres cas septiques où les polynucléaires étaient intacts ; il s'agit alors d'infections hyperseptiques, suraiguës, qui n'ont pas donné aux polynucléaires le temps de lutter contre le microbe, ou bien on a affaire à des microbes très affaiblis ; leurs toxines peuvent encore provoquer la diapédèse des éléments blancs ,mais ils sont incapables d'en produire l'histolyse.

Evolution et Pronostic

Nous avons dit, au début de ce travail, qu'un des caractères des réactions encéphalo-méningées était leur bénignité. En effet, malgré des symptômes à allure grave, la guérison est de règle. La marche est progressivement décroissante; la durée de 2 à 8 jours. Cependant on peut observer des rechutes et de plus sur la réaction encéphalo-méningée peut venir se greffer une méningite vraie à issue fatale.

D'après ce qui précède, on voit que le pronostic quoique bon, doit être toujours réservé. C'est qu'en effet, ces réactions encéphalo-méningées peuvent laisser après elle des séquelles quelquefois très graves. Les enfants ayant eu des accidents de méningisme peuvent présenter plus tard de l'hystérie.

On a vu comme séquelles des états méningés subsister une hémianopsie latérale homonyme (obs. de Souques et Bollack). Dans d'autres cas la guérison étant complète on vit subsister de la céphalée (obs. d'Esbach) de l'exagération ou de l'abolition du réflexe rotulien (obs. Widal et Philibert), de l'amblyopie, de l'inégalité pupillaire et des troubles encéphaliques. On a aussi observé de l'amaurose. D'après M. Widal la séquelle la plus fréquente serait l'inégalité pupillaire.

Chez les tuberculeux ayant présenté des réactions méningées on trouve très souvent soit une sciatique, soit une radiculite, soit une névrite quelconque.

Enfin dans les réactions encéphalo-méningées d'origine otique on a vu subsister une surdité complète et surtout de l'amaurose.

Toutes ces séquelles sont ordinairement assez rares, et surviennent chez les malades à qui on n'a pas appliqué le traitement.

Quant à la maladie qui a donné naissance à l'état méningé, elle suit ordinairement son cours sans modifications. Cependant, nous savons que dans la typhoïde, par exemple, le début par une réaction encéphalo-méningée était un signe de gravité ; les malades présentent presque toujours des hémorragies intestinales, et la mort est la terminaison fréquente de cette affection. Dans d'autres cas au contraire, l'infection causale disparaît avec la guérison de l'état méningé, ou bien encore, ce qui se produit très souvent pour les oreillons, l'infection continue son cours, mais en revêtant un caractère de bénignité que l'on n'a pas coutume de lui voir.

Reste la question du pronostic éloigné. Jusqu'à présent on n'a pas signalé de réaction encéphalo-méningées à l'origine de la plupart des affections. Mais il est des maladies du système nerveux et la sclérose en plaque en est un exemple, pour lesquelles on retrouve dans les antécédents une infection (fièvre typhoïde ou autre). Il serait intéressant de

rechercher si ces malades ont présenté, au cours de
cette infection ancienne un état méningé. Encore
nous nous empressons d'ajouter que, comme nous le
disions au chapitre de l'Etiologie, il peut arriver
que cette réaction méningée soit absolument latente cliniquement et que les malades n'en aient aucune souvenance ; c'est là une question à élucider.

Diagnostic

La question du diagnostic est une des plus importantes, non seulement au point de vue du traitement à appliquer mais aussi au point de vue du pronostic. Il y a deux questions à se poser :

1° A-t-on affaire à une méningite ou à une réaction encéphalo-méningée ?

2° Quelle est la cause de la réaction encéphalo-méningée ?

1° L'examen des symptômes seuls ne peut donner beaucoup de renseignements. Nous avons en effet vu que la symptomatologie des réactions encéphalo-méningées est superposable à celle de la méningite tuberculeuse. Toutefois le mode de début n'est pas le même ; il est brusque dans les réactions encéphalo-méningées, alors que la période d'excitation de la méningite tuberculeuse est précédée par une phase prodromique très longue, caractérisée par de la céphalée, des troubles de l'appareil digestif, de l'amaigrissement et du changement de caractère. Le mode de début ferait donc plutôt penser à une méningite aiguë.

Comme nous le verrons plus loin la ponction seule servira à faire le diagnostic. Mais à défaut de celle-ci si on se base seulement sur la sympto-

matologie et l'évolution le diagnostic sera très difficile à établir. La terminaison par la guérison ne
doit pas faire éliminer d'emblée la méningite tuberculeuse ; en effet cette dernière n'est pas essen-
tiellement et constamment mortelle. MM. Barbier
et Gougelet ont donné des exemples de méningite
tuberculeuse curable et on trouve dans la littérature médicale 24 cas semblables. Ce sont des méningites atténuées, très légères, quelquefois localisées
en plaques et qui laissent sur les méninges des traces sur lesquelles plus tard pourra se greffer une
méningite mortelle. MM. Carrière et Lhote ont
trouvé à l'autopsie d'un enfant mort d'une récidive
à un an d'intervalle, une plaque scléreuse au niveau de la région rolandique de l'un des hémis-
phères.

On a prétendu qu'il s'agissait non de guérison
mais de simples rémissions. A cela on peut répondre que la tuberculose des méninges a la même
marche que lorsqu'elle se développe sur les autres
viscères et le poumon en particulier. Elle peut guérir, ou laisser des foyers latents capables de se ré-
veiller plus tard ; cette dernière éventualité serait
plus rare dans les méninges, car la nature d'une
lésion n'est pas tout ; sa localisation a aussi son
importance de même que les conséquences purement physiques qu'elle entraîne, l'épanchement sé-
rofibrineux par exemple.

Ces méningites légères présentent souvent comme seuls symptômes des convulsions soit générali-
sées, soit prenant l'aspect d'épilepsie jacksonnien-

ne. Dans ces cas le diagnostic avec les réactions encéphalo-méningées, où le tableau de la méningite
est plus complet, est assez facile, mais le plus souvent ces convulsions sont associées à d'autres phénomènes méningés (céphalée, vomissements, etc.).

Le diagnostic devient alors plus difficile. Toutefois, dans ces méningites tuberculeuses curables,
on observe très souvent un syndrome douloureux,
douleurs vagues de localisation radiculeuse, sié-
geant de préférence aux membres inférieurs et au
pelvis, et pouvant en imposer soit pour une coxal-
gie, soit pour du rachitisme. Nous n'avons jamais
retrouvé ce signe dans les observations de réactions
encéphalo-méningées, même chez les tuberculeux.

Enfin, ces méningites tuberculeuses curables,
laissent après elles des séquelles, des tares cérébrales, dont les unes sont immédiates (paralysie de
l'œil, des membres, de la face, troubles de la marche, aphasie, cécité, inégalité pupillaire) et dont
les autres sont à plus longue échéance ; telles sont
les céphalées de croissance des enfants lymphati-
ques qui se produisent à l'occasion du moindre travail · tel encore l'arrêt de développement de l'in-
tell   t des qualités de l'esprit. Or, on sait
qu   elles sont rares à la suite des états mé-
nin

La ponction lombaire est le meilleur moyen, et
on peut dire le seul, de poser le diagnostic. Le liquide céphalo-rachidien peut, au cours des réactions encéphalo-méningées, présenter trois aspects
différents :

a) Liquide clair, hypertendu, sans éléments cellulaires ;

b) Liquide avec lymphocytose ;

c) Liquide avec polynucléaires intacts.

Mais la ponction lombaire pourra-t-elle, dans un cas donné, dire avec certitude s'il s'agit de méningite ou de réaction encéphalo-méningée ?

Non. En effet, dans certains cas, le liquide céphalo-rachidien pourra être normal et laisser croire à du méningisme, alors qu'il s'agit d'une véritable méningite. On a trouvé à la ponction de quelques méningites cérébro-spinales, un liquide clair simplement hypertendu, mais sans cellules ni microbes. Ce fait peut avoir plusieurs causes : par exemple une oblitération inflammatoire du trou de Monro ou de Magendie isolant la portion encéphalique de la portion rachidienne des espaces sous-arachnoïdiens. Dans ces cas il faudra avoir recours à d'autres épreuves telles que la précipito-réaction de Vincent, qui sera positive alors même que le liquide céphalo-rachidien ne contiendra pas d'éléments microbiens. En plus, il faut savoir que l'inflammation des méninges peut, au début et pendant quelques jours, ne pas s'accompagner de réaction leucocytaire. Il faudra enfin rechercher les germes pathogènes par tous les moyens qui sont à notre disposition; encore il se peut que le germe n'apparaisse que très tard dans le liquide céphalo-rachidien.

L'examen chimique semble donner des résultats beaucoup plus complets que la cytologie. La re-

cherche des chlorures et du sucre peut être assez
utile; mais c'est surtout l'hyperalbuminose très prononcée qui permet, même en l'absence de réaction
cellulaire et d'éléments microbiens, d'affirmer le
diagnostic de méningite. Toutefois, cette hyperalbuminose n'existe pas dans tous les cas, et se retrouve au contraire dans certaines intoxications,
telles que le saturnisme, l'urémie, etc.

Donc, d'après l'examen complet du liquide céphalo-rachidien, on ne peut affirmer le diagnostic de méningite ou de réaction encéphalo-méningée. Cependant on a une présomption en faveur de
l'une ou de l'autre affection, et cette présomption
deviendra une certitude, quand quelques heures
après la ponction, on verra les phénomènes méningés disparaître et le malade guérir. On aura eu affaire alors à une réaction encéphalo-méningée.

2° Reste la question de la cause de la réaction
encéphalo-méningée. Lorsque celle-ci se développe
au cours d'une maladie bien définie, telle qu'une
pneumonie par exemple, le diagnostic s'impose ;
la ponction fera savoir si on se trouve en présence
d'une méningite à pneumocoques ou d'un état méningé d'origine pneumonique. Dans les cas où la
réaction encéphalo-méningée apparaît à la suite
d'une intoxication, les anamnestiques pourront
suffire à faire le diagnostic étiologique.

Mais dans les cas où l'infection débute par une
réaction encéphalo-méningée, comme dans le méningo-typhus, la question du diagnostic devient plus
difficile à résoudre ; en effet, les symptômes mé-

ningés masquent le plus souvent ceux de l'infection. Sera-t-on obligé d'attendre la guérison de
l'état méningé pour faire le diagnostic étiologique ?

Non, mais il faudra alors avoir recours à toute
une série de recheches de laboratoire. En premier
lieu l'examen du sang. Les infections aiguës don-
neront lieu à une polynucléose neutrophile qui au
contraire fait défaut dans le cas de typhoïde ou
de tuberculose ; l'helminthiase intestinale et les affections parasitaires s'accompagnent d'éosinophi-
lie. Il faudra en plus pratiquer l'hémoculture pour
rechercher le microbe. Enfin, le sero de Wright
fera penser à la fièvre de Malte, le sero-diagnostic
de Widal à la typhoïde, etc. Quelques symptômes,
tels que la dissociation du pouls et de la température pourront en plus aider au diagnostic.

Tout récemment, Mestrezat a étudié les diverses
modications chimiques présentées par le liquide
céphalo-rachidien au cours des maladies. Quoique
ces recherches soient longues et délicates, elles sont
d'un grand secours pour poser le diagnostic. Voici
en quelques mots ce qu'il a trouvé.

Dans la fièvre de Malte le liquide céphalo-rachidien présente les caractères suivants :

Tension : normale ou légère hypertension.

Couleur aspect : incolore et limpide.

Albumine : normale ou très légèrement augmentée.

Chlorures : voisins de 7 gr.

Sucre : toujours élevé 0 gr. 04 à 0 gr. 78.

Extraits et cendres : normaux.

Cytologie : souvent lymphocytes.

Dans la **fièvre typhoïde** on trouverait à peu près la même formule, sauf pour le sucre qui n'est pas augmenté.

Abaissement des chlorures.

Peut-être une légère modification de l'albumine.

Le taux du sucre demeure normal ou très légèrement au-dessus du chiffre physiologique.

La forme cytologique est variable.

Le liquide céphalo-rachidien n'a aucun pouvoir agglutinant.

Dans la **rougeole** on trouve seulement l'hyper-albuminose.

Dans la **pneumonie** :

Albumine normale ou légèrement augmentée.

Chlorures : 6 gr. 98.

Sucre : 0 gr. 84.

Dans les **intoxications** :

Albumine normale.

Sucre augmenté.

Chlorures normaux ou abaissés suivant le degré de congestion des centres.

Dans le **paludisme** :

Densité 1010 à 1012.

Aspect : liquide légèrement jaune.

Albumine : taux normal ou légèrement plus élevé qu'à l'état physiologique.

Chlorure : 5 gr. 20 à 5 gr. 50.

On voit par là de quels secours peuvent être ces analyses chimiques pour la recherche des causes de réactions encéphalo-méningées, et aussi pour leur diagnostic, car la formule varie suivant que l'on a affaire à une méningite ou à un état méningé. C'est ainsi que par exemple dans la pneumonie, on trouve :

	Etat méningé	Méningite pneumococcique
Albumine	normale ou légèr. aug.	très augmentée
Chlorures	6 gr. 98	6 gr. 42
Sucre	0 gr 84	Diminué

Le seul inconvénient de ces recherches c'est qu'elles sont longues et délicates et qu'elles exigent l'intervention d'un spécialiste.

Reste enfin la question des réactions encéphalo-méningées d'origine indéterminée. Nous avons déjà dit que leur nature infectieuse était probable, mais que le microbe était inconnu. On a cru tout d'abord qu'il s'agissait de polyomyélite épidémique, maladie de Heine Médin, qui débute souvent par des accidents méningés. Ce serait une forme fruste de polyomyélite. Il est vrai que certaines polyomyélites se réduisent aux accidents méningés du début ; ce sont des polyomyélites ébauchées, sans paralysies ; mais même dans ces formes le sang est toujours doué d'un pouvoir neutralisant. Il faudra donc rechercher le pouvoir neutralisant du sérum, et quand il n'existera pas, on pourra poser le diagnostic de réaction encéphalo-méningée.

Donc en présence de tels accidents il faudra penser soit :

a) A une méningite tuberculeuse ;

b) A une méningite cérébro-spinale ou aiguë.

L'examen du liquide céphalo-rachidien fera faire le diagnostic.

Toutefois, il y a encore un certain nombre d'affections qui pourront en imposer pour des réactions encéphalo-méningées. Signalons en première ligne la spondylite typhique ; cette affection assez rare, compliquant la fièvre typhoïde se distinguera des réactions méningées en ce qu'elle apparaît surtout pendant la convalescence de la dothiénenthérie ; de plus les symptômes sont plus diffus, et il n'existe pas de céphalée. Il existe une rachialgie très intense, surtout localisée à la région lombaire ; le malade ne peut plier sa colonne vertébrale sans souffrir. Enfin, la pression sur les apophyses épineuses est douloureuse, avec maximum au niveau du point le plus lésé. Le liquide céphalo-rachidien est normal, parfois hypertendu, rarement albumineux, mais il n'y a jamais de réaction cellulaire. Il faut aussi citer les encéphalites, apparaissant au cours des maladies infectieuses.

Traitement

Le principal traitement est la ponction lombaire qui sert de moyen de diagnostic. Grâce à elle on voit les phénomènes disparaître. Le plus souvent et surtout au cours des états hypertensifs, la guérison suit la première ponction ; celle-ci agit par décompression. Il faut soustraire le plus de liquide possible de 30 à 40 centimètre cubes.

Pour faire diminuer la céphalée, on appliquera sur la tête des compresses froides, des vessies de glace. Mais la ponction est le meilleur moyen de la faire disparaître complètement ; on obtient un calme presque instantané. On fait la ponction soit dans la position assise, soit dans le décubitus latéral droit.

En plus on mettra le malade à la diète lactée ou hydrique ; on pourra donner des calmants, des antispasmodiques; Bouchut préconisait la quinine dans le méningisme ; il en donnait 1 gramme par jour en deux fois. Elle agirait par vaso-constriction.

Quelquefois la guérison ne suit pas la première ponction et on est obligé d'en faire plusieurs, chacune provoquant un bien-être plus prolongé que la précédente ; le plus souvent la ponction ne provoque aucun accident ; on a bien signalé des cas de mort subite mais c'est excessivement rare.

On peut aussi donner des bains chauds, qui diminuent la congestion. Mais il ne faut jamais injecter de solutions antiseptiques, colloïdales, métallique ou autres qui augmenteraient la congestion méningée comme le prouvent les expériences de MM. Ravaut et Aubourg.

Dans ces derniers temps M. Girard a proposé comme traitement des méningites séreuses la trépanation suivie de l'ouverture de la dure-mère avec ou sans ponction ventriculaire. Tous les cas ainsi traités se sont terminés par la guérison. Mais il nous semble que c'est là une thérapeutique un peu violente pour une affection en réalité bénigne et pouvant guérir par une méthode plus conservatrice. Il vaut bien mieux s'abstenir de toute intervention sanglante.

Nous ne retiendrons donc comme traitement que la ponction lombaire qui a toujours donné de bons résultats et qui présente en plus l'avantage de pouvoir être faite par tous les praticiens.

CONCLUSIONS

1° Nous entendons par « Réactions Encéphalo-méningées » un syndrome ayant pour cause l'irritation de l'axe nerveux et de ses enveloppes, ne s'accompagnant pas de grosses lésions des méninges et des centres, et dont la caractéristique essentielle est la bénignité ;

2° Leur étude, quoique déjà ancienne, n'a été définitivement mise au point que depuis que l'on pratique la ponction lombaire ;

3° Les réactions encéphalo-méningées se produisent au début, au cours, à la fin, ou pendant la convalescence des maladies infectieuses ou des intoxications. Certaines ont une origine encore inconnue, mais qui est très probablement infectieuse ; le germe reste à se trouver. Dans d'autres cas, elles apparaissent au cours d'états morbides divers, tels que les traumatismes, les hémorragies cérébrales, le coup de chaleur. On peut aussi les voir apparaître à la suite d'injections intra-rachidiennes de substances diverses ;

4° La symptomatologie est superposable à celle des méningites. Toutefois, il est des cas où ces réactions ne se révèlent que par un ou deux symptômes.

Enfin, il existe une forme latente, sans signes cliniques, et que la ponction lombaire seule peut mettre en évidence ;

5° Les lésions trouvées à l'autopsie des malades morts à la suite de l'infection primitive consistent en congestion des méninges, et aussi en lésions des cellules pyramidales ;

6° Les phénomènes observés sont dus aux toxines microbiennes ou aux poisons ;

7° Elles peuvent être confondues avec les méningites aiguës ou la méningite tuberculeuse. La ponction lombaire sert à faire le diagnostic ;

8° Elles sont éminemment curables et guérissent le plus souvent sans laisser de traces ;

9° La thérapeutique de choix est la ponction lombaire.

BIBLIOGRAPHIE

ACHARD. — Les céphalalgies séméiologie nerveuse. Nouveau traité de médecine, Gilbert et Thoinot, fasc. XXXI, p. 532.

ACHARD et RAMOND. — Hémorragie cérébro-méningée à symptômes méningitiques, Revue de neurologie, 1904.

ACHARD et SAINT-GIRONS. — Abcès du cerveau par coup de couteau. Réaction méningée lymphocitaire, Soc. méd. hóp., Paris, 17 mai 1912.

AUDEMAR. — Du cérébro-typhus sans dothiénenthérie, (Les typhopsychoses), thèse Lyon, 1898.

AXENFELD et HUCHARD. — Traité des névroses.

BARBIER. — A propos des incidents méningés tuberculeux curables. Fragilité de ces guérisons, Soc. méd. hóp. Paris, 31 mai 1912.

BARBIER et GOUGELET. — Episodes tuberculeux méningés curables chez les enfants, Soc. méd. hóp. Paris, 1er décembre 1911.

BERGÉ. — Pseudo-méningite pneumonique, Bull. Soc. anatomique, avril 1893.

BERNARD et DEBRÉ. — Relations entre certaines méningites curables et la tuberculose, Soc. méd. hóp. Paris, 2 décembre 1910.

R. BERNARD. — Les méninges dans la scarlatine, Revue de médecine, 1909.

L. BERNARD et J. TROISIER. — Sur un cas d'intoxication salumine avec méningite, anémie et ictère. *Soc. méd. hôp.* Paris, 22 mai 1908.

Bézy. — Méningites et méningisme chez l'enfant, *Soc. de méd. et de chirurgie de Toulouse,* 1ᵉʳ février 1894.

Boidin. — Etat méningé au début d'une fièvre paratyphoïde B grave et prolongée, *Gaz. des hôpitaux,* 6 février 1913.

Bouchut. — Cinq cas de pseudo-méningite, *Gaz. des hôpitaux,* 11 mai 1860.

Bouchut. — De la pseudo-méningite. Des névroses congestives de l'Encéphale, *Gaz. médicale,* Paris, 1868.

Bouchut. — *Traité des maladies des enfants,* p. 178.

Bousquet. — Le méningisme. Ses rapports avec la ponction lombaire, *Gaz. des hôpitaux,* 23 juin 1910.

Brelet. — Méningites aiguës et réactions méningées des poliomyélites, *Gaz. des hôpitaux,* 18 février 1913.

Brissaud et Bruandet — Méningisme. Mononucléose du liquide céphalo-rachidien. Symptômes tabétiques, *Revue neurologique,* 1903.

Carnot et Baufle. — Tumeur cérébrale avec syndrome méningé, *Soc. méd. hôp.,* Paris, 8 décembre 1911.

Carrière. — Sur deux cas de méningisme uricémique, *Arch. génér. de Médec. de Paris,* 1903, p. 641.

Caussade et Logre. — Etat méningé avec hypertension considérable du liquide céphalo-rachidien. Guérison rapide par la ponction lombaire, *Soc. méd. hôp.,* Paris, 19 janvier 1912.

Caussade et Willette. — Urémie convulsive et comateuse ; liquide céphalo-rachidien puriforme, *Soc. méd. hôp.* Paris, 24 juillet 1908.

Caussade et Phipps. — Considérations sur le méningo-typhus, *Soc. méd. hôp.,* Paris, 30 juin 1911.

Chabbert. — Thèse, Paris, 1908.

CHAUFFARD. — Urémie aiguë et polynucléose rachidienne, *Semaine médicale*, 13 novembre 1907.

CHAUFFARD et BOIDIN. — *Soc. méd. hôp.*, Paris, 25 mars et 6 mai 1904.

CHAUFFARD et RENDU. — Méningite zonateuse tardive dans un cas de zona ophtalmique, *Soc. méd. hôp.*, Paris, 8 février 1907.

CHAUFFARD et TROISIER. — *Soc. méd. hôp.*, Paris, juillet 1909.

CHAUFFARD et VINCENT. — Méningite urémique toxique et infectieuse, *Soc. méd. hôp.*, Paris, 15 avril 1910.

CLAISSE. — Un cas de pseudo-méningite, *Presse médicale*, 6 janvier 1894.

CLAISSE et ABRAMI. — Un cas de méningite tuberculeuse terminée par la guérison, *Soc. méd. hôp.*, Paris, 12 mai 1905.

CLARAC et BRICOURT. — Syndrome méningé avec ictère d'allure particulièrement grave, *Soc. méd. hôp.*, Paris, 26 juillet 1912.

CLAUDE et VERDUN. — Syndrome méningé subaigu avec réaction leucocytaire aseptique du liquide céphalo-rachidien au cours des hémorragies cérébrales frustes sous-épendymo-corticales, *Soc. méd. hôp.*, Paris, 7 juillet 1911.

COLLET. — *Précis de Pathologie interne*, 6ᵉ édition.

COLLET et LESIEUR. — Un nouveau cas de Méningotyphus, *Soc. méd. hôp.*, Paris, 12 mai 1911.

COLOMB et MARY MERCIER. — Méningisme ourlien, *Soc. méd. hôp.*, Paris, 23 février 1912.

J. COMBY. — Le méningisme chez les enfants, *Soc. méd. hôp.*, Paris, 20 décembre 1895.

J. COMBY. — États méningés curables chez les enfants, *Soc. méd. hôp.*, Paris, 29 novembre 1912.

Concetti. — XIII° Congrès international, Paris, 1900.

Cottin. — L'épreuve de l'atropine dans le diagnostic des états méningés et cérébraux, Semaine médicale, 30 octobre 1912.

R. Curti. — Localisation méningée infantile d'origine influenzale, la Pediatra, juillet 1895.

Dabout. — Les formes méningitiques de la fièvre typhoïde, thèse Paris, 1901.

Daco. — Réactions méningées au cours des maladies infectieuses, le Scalpel et Liège Médical, n° 38, 23 mars 1913, page 647 et suivantes.

Daireaux et J. Baur. — Syndrome méningé à lymphocytes et poliomyélite aiguë épidémique, Soc. méd. hôp., Paris, 25 novembre 1910.

Dopter. — La méningite ourlienne, Paris Médical, 10 décembre 1910.

Dopter. — Le liquide céphalo-rachidien dans le coup de chaleur, Soc. méd. hôp., Paris, 4 décembre 1903.

H. Dufour. — Sur les états méningés curables, Soc. méd, hôp., Paris, 6 décembre 1912.

H. Dufour. — Cytologie du liquide céphalo-rachidien dans un cas de méningite chronique alcoolique, Soc. méd. hôp., Paris, 11 octobre 1901.

E. Dupré. — Réflexions sur le méningisme, Soc. méd. hôp., Paris, 11 mai 1900.

E. Dupré. — Le méningisme, Congrès de médecine, Lyon, 1894.

E. Dupré. — Soc méd. hôp., Paris, 7 juillet 1911.

E. Dupré. — Traité des maladies de l'enfance. Article méningisme.

Esbach. — Syndrome méningitique consécutif à un zona thoracique, Soc. méd. hôp., Paris, 1er décembre 1911.

E. Feindel. — Revue neurologique, 30 décembre 1912.

Fiessinger et Sourdel. — Etat méningé et ictère infectieux, Soc. méd. hôp., Paris, 22 mars 1912.

FONTAGNY. — Forme méningitique de la fièvre typhoïde chez les enfants, thèse Paris, 1882.

FRITZ. — Forme spinale de la fièvre typhoïde, thèse Paris, 1864.

FROMENT. — *Lyon médical*, 6 février 1910.

S. GAILLARD. — Contribution au diagnostic du méningisme, *Soc. méd. hôp.*, Paris, 27 décembre 1895.

GAILLARD et BAUFLE. — Le diagnostic des méningites bénignes *Soc. méd. hôp.*, Paris, 28 octobre 1910.

GIRARD. — Traitement opératoire des méningites séreuses aiguës, Congrès de l'Association française de chirurgie, octobre 1910.

GOUGELET. — Les Etats méningés tuberculeux curables, thèse, Paris, 1911.

GRASSET. — Méningisme dans le cours d'une fièvre typhoïde anormale. Leçons de clinique médicale, 7 et 14 décembre 1894.

H. GRENET. — Syndromes méningés aigus au cours des Etats infectieux, *Soc. méd. hôp.*, Paris, 26 janvier 1912.

G. GUILIANI et BAUMGARTNER. — Etat méningé à début comateux, *Soc. méd. hôp.*, Paris, 22 novembre 1912.

G. GUILLAIN. — Un réflexe contralatéral de flexion du membre inférieur après compression du muscle quadriceps fémoral dans les méningites cérébro-spinales et les réactions méningées aiguës, *Soc. méd. hôp.*, Paris, 24 mai 1912.

G. GUILLAIN et Ch. RICHET fils. — Etude sur une maladie infectieuse caractérisée par de l'ictère et un syndrome méningé, *Soc. méd. hôp.*, Paris, 28 octobre 1910.

G. GUILLAIN et VENDUN. — La forme méningée des tumeurs cérébrales, *Soc. méd. hôp.*, Paris, 8 décembre 1911.

HERZFELD. — Méningite séreuse de cause nasale, *Berl. Kl. Woch.*, 1905.

HUCHARD. — Méningisme hystérique, *Soc. méd. hôp.*, Paris, 13 décembre 1895.

HUTINEL. — Méningisme, *Soc. méd. hôp.*, Paris, 10 janvier 1896.

HUTINEL. — Des méningites à pneumocoques et des symptômes méningitiques dans les pneumonies, *Semaine médicale*, 22 juin 1892.

HUTINEL. — Réactions méningées et auto-intoxications, *le Médecin praticien*, 7 et 14 août 1912.

KENDIRDJY. — État actuel de la rachistovaïnisation, *Presse médicale*, 11 mai 1907.

LAPLANCHE. — États méningés symptomatiques d'oreillons frustes, *Province médicale*, 18 octobre 1913.

LAFFORGUE. — Méningisme diphtérique et méningisme tuberculeux, *Province médicale*, 28 septembre 1912.

LAFFORGUE. — La méningite à pneumocoques, *Paris médical*, 3 août 1912.

LAMOUROUX. — Contribution à l'étude du méningisme, thèse Paris, 1902.

Ch. LAUBRY et FOY. — Syndrome méningé avec polynucléose rachidienne d'origine indéterminée, *Soc. méd. hôp.*, Paris, 21 octobre 1910.

LEGRY et DUVOIR. — Réaction méningée au cours de deux cas d'intoxication par l'oxyde de carbone, *Soc. méd. hôp.*, Paris, 18 décembre 1908.

LENOX. — Pseudo-méningites vermineuses, *Journal des connaissances méd.*, 1837.

J. LÉPINE. — Encéphalite subaiguë curable des tuberculeux, *Revue de médecine*, 1908.

R. LÉPINE. — Méningites urémiques, *Semaine médicale*, 31 juillet 1907.

P. Lereboullet. — Etat méningé au début d'une fièvre typhoïde, Soc. méd. hôp., Paris, 23 décembre 1910.

Lesieur et Froment. — Pneumococcie méningée, Congrès français de médecine, Lyon, 1911.

Lesieur et Froment — Hémiplégie pneumonique, Revue de médecine, octobre 1911.

Lesieur et Marchand. — Etat méningé au cours d'une fièvre typhoïde, Soc. méd. hôp., Paris, 20 décembre 1912.

Lévêque. — Etude de la pseudo-méningite grippale chez l'enfant, thèse, Paris, 1895.

B. Lyonnet. — L'Encéphalopathie tuberculineuse, méningite tuberculeuse sans lésions, Revue de Médecine, 1911.

Martin. — Du méningisme dans la fièvre typhoïde, thèse, Montpellier, 1894-1895.

E. de Massary et C. Lian. — Insolation. Syndrome méningé. Ligne blanche, Soc. méd. hôp., Paris, 15 février 1907.

E. de Massary et P. Weil. — Réaction méningée aseptique au cours d'une otite moyenne suppurée. Intégrité des polynucléaires. Guérison, Soc. méd. hôp., Paris, 11 octobre 1907.

Mazin. — Thèse, Paris, 1900.

Mery et Courcoux. — Un cas de méningisme hystérique, Soc. méd. hôp., Paris, 26 juillet 1901.

Mesnard. — Pseudo-méningite chez un garçon de 8 ans, Annales de Policl. de Bordeaux, 1891, p. 177.

Mestrezat. — Le liquide céphalo-rachidien normal et pathologique, thèse Montpellier, 1911.

Mollard et Froment. — Urémie, Journal de physiologie et pathologie générales, mars 1909.

De Montiety. — Pseudo-méningite, Archives de méd. et pharm. milit., Paris, 1895.

Mosny et Malloizel. — Méningite saturnine, *Revue de méde-cine*, 1907.

Mosny et Pinard. — *Soc. méd. hôp.*, Paris, 11 décembre 1907.

Mosny et Pinard. — Méningite saturnine aiguë, *Soc. méd. hôp.*, Paris, 27 mars 1908.

Mosny et A. Portocallis. — Méningite aiguë syphilitique à liquide céphalo-rachidien puriforme aseptique avec polynucléaires sains, *Soc. méd. hôp.*, Paris, 31 mars 1911.

Mosny et Saint-Girons. — Syndrome méningé aigu avec po-lynucléose céphalo-rachidienne surabondante et fu-gace chez un alcoolique, *Soc. méd. hôp.*, Paris, 17 février 1911.

Mosny et Saint-Girons. — Méningite saturnine subaiguë avec hémiparésie motrice passagère, *Soc. méd. hôp.*, Paris, 17 mars 1911.

Netter. — Du collargol dans les méningites suppurées, *Soc. méd. hôp.*, Paris, 22 novembre 1907.

Noblet. — Le méningisme, Syndrome de E. Dupré, thèse Paris, 1895.

Le Noir et Aine. — Tumeur cérébrale avec réaction ménin-gée clinique et cytologique, *Soc. méd. hôp.*, Paris, 15 décembre 1911.

Oppenheim. — Diagnostic des tumeurs cérébrales et de la méningite séreuse, *Monatschrift für Psych. u. Neu-rol.*, 1905, p. 247.

Pacaud. — Contribution à l'étude du méningo-typhus, thèse Lyon, 1912.

Pailhard et Fontbonne. — Les réactions méningées dans les intoxications, *Gaz. des hôpitaux*, 18 janvier 1913.

Passot. — Méningites et Etats méningés aseptiques d'origine otique, thèse Paris, 1913.

L.-M. Pautrier et Simon. — Réaction méningée puriforme

aseptique consécutive à une rachistovaïnisation, lu-
tégrité des polynucléaires. Zona consécutif. Guérison, Soc. méd. hôp., Paris, 22 novembre 1907.

Pochon. — Méningisme et méningite, thèse Paris, 1896-1897.

Porot. — Pathologie des méninges, *Revue de médecine*,
1908.

Pinard et Loeper. — Méningite saturnine aiguë précoce,
Soc. méd. hôp., Paris, 24 février 1911.

Pinard. — *Gazette des hôpitaux*, 18 juillet 1908.

Rauzier et Roger. — Société des Sciences médicales de
Montpellier, 28 janvier 1910.

Rist. — Société médicale des hôpitaux de Paris, 19 juillet 1907.

Rist et Rolland. — Méningites bénignes d'allure épidémique, Soc. méd. hôp., Paris, 21 octobre 1910.

Rocca. — Du méningisme dans les maladies infectieuses,
thèse Paris, 1898.

Rœsch. — Recherches et considérations sur le méningisme
chez les enfants, thèse Paris, 1895.

Roger et Baumel. — Céphalées dans les maladies infectieuses aiguës, traitées et guéries par la ponction lombaire, *Revue de médecine*, 10 janvier 1913.

Romme. — Le méningisme, *Presse médicale*, 1896.

Sacquépée. — Accidents méningés d'emblée dans la typhoïde,
Soc. méd. hôp., Paris, 24 mars 1911.

Sacquépée. — Infection paratyphoïde avec ictère par rétention et méningite bénigne, Soc. méd. hôp., Paris,
2 décembre 1910.

Sacquépée. — Forme méningée des infections paratyphoïdes B, Soc. méd. hôp., Paris, 23 décembre 1910.

Sicard. — Les injections sous-arachnoïdiennes et le liquide
céphalo-rachidien, thèse Paris, 1899.

Sicard et Salin. — Réactions méningées après sérothérapie

rachidienne dans un cas de méningite cérébro-spinale, *Soc. méd. hôp.*, Paris, 21 octobre 1910.

SICARD et SALIN. — Réactions méningées consécutives aux injections arachnoïdiennes lombaires de sérum de cheval et de sérum artificel, *Soc. de bologie*, 19 mars 1910.

SIMONIN. — Pseudo-méningite hystérique suivie de troubles moteurs sensibles et psychiques, *Soc. méd. hôp.*,

SICARD et SALIN. — Histologie des réactions méningées aseptiques provoquées chez l'homme, *Soc. de biologie*, 25 juin 1910.

SOUCQUES et BOLLACK. — Etat méningé avec polynucléose céphalo-rachidienne suivie d'hémianopsie durable, *Soc. méd. hôp.*, Paris, 22 décembre 1011.

SOULEYRE. — *Gazette des hôpitaux*, 1910, n° 122.

SOURDEL. — Observation d'un ictère avec état méningé, *Soc. méd. hôp.*, Paris, 31 mai 1912.

SPILLMANN et BENECH. — Grippe à début méningé avec ictère infectieux, *Province médicale*, 4 octobre 1913.

STADELMANN. — Kleinische Erfahrung über der Lumbalponction, *Berlin, Klin. Woch.*, 1907, n° 44, p. 973.

TINEL et GASTINEL. — Les Etats méningés des tuberculeux, *Revue de médecine*, 10 avril 1912.

GILLES DE LA TOURETTE. — A propos du méningisme, *Soc. méd. hôp.*, Paris, 10 janvier 1896.

TRÉMOLLIÈRES et TOURRAINE. — Etat méningé dothiénentérique initial, *Soc. méd. hôp.*, Paris, 16 décembre 1910.

VAILLARD. — *Traité de médecine Brouardel et Gilbert*. Article : Insolation.

VIALLE. — Pseudo-méningite, *Actualité médicale*.

WEIL. — *Précis de médecine infantile*.

WICART. — Thèse Paris, 1905-1906.

WIDAL et GOUGEROT. — Pleurésies puriformes aseptiques avec polynucléaires intacts, *Bull. de l'Académie de médecine*, 9 juillet 1907.

WIDAL, LEMIERRE et BOIDIN. — Liquide céphalo-rachidien puriforme dans la syphilis des centres nerveux, *Soc. méd. hôp.*, Paris, 12 juin 1906.

WIDAL, LEMIERRE, COTONI et KINDBERG. — Epidémie d'Etats méningés avec liquide céphalo-rachidien clair et amicrobien, *Soc. méd. hôp.*, Paris, 28 octobre 1910.

WIDAL et PHILIBERT — Séquelles nerveuses consécutives à un état méningé de nature indéterminée, *Soc. méd. hôp.*, Paris, 19 juillet 1907.

WIDAL et PHILIBERT, — Epanchement puriforme aseptique des méninges avec polynucléaires intacts, Bénignité du pronostic, *Bulletin de l'Académie de médecine*, 30 avril 1907.

WIDAL et A. WEIL. — Etat méningé au début d'une typhoïde, *Soc. méd. hôp.*, Paris, 28 juillet 1911.

WEISSENBACH. — Les méningites éberthiennes et les manifestations méningées de la fièvre typhoïde, *Gaz. des hôpitaux*, 13 septembre 1913.

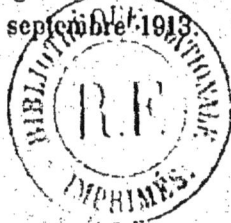

Toulouse. — Ch. DIRION, libraire-éditeur, rue de Metz, 22

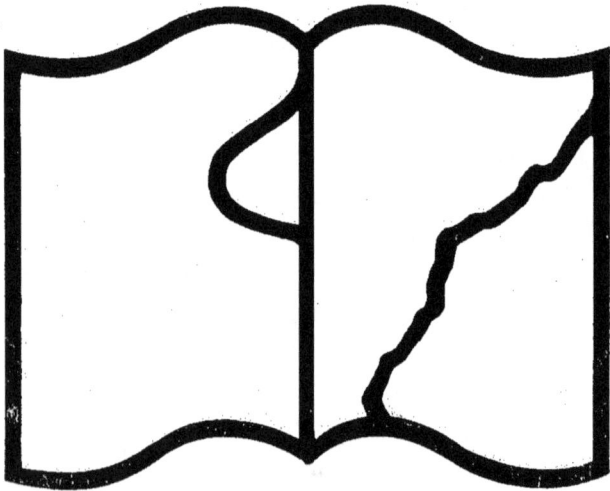

Texte détérioré — reliure défectueuse

NF Z 43-120-11

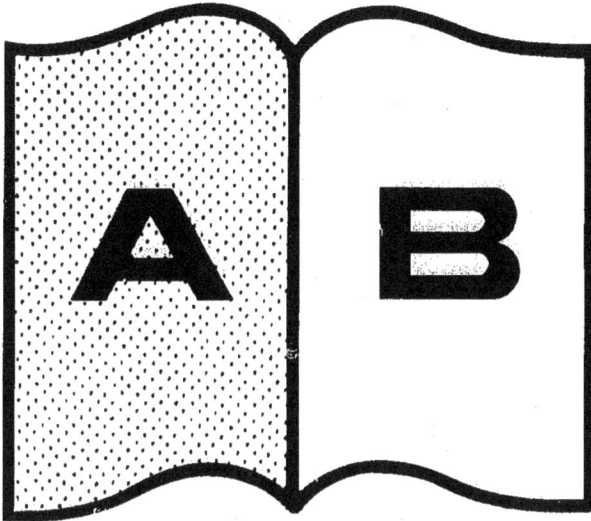

Contraste insuffisant

NF Z 43-120-14

.

www.ingramcontent.com/pod-product-compliance
Lightning Source LLC
Chambersburg PA
CBHW071151200326
41519CB00018B/5181